DE LA MÉTHODE

IATROLIPTICE,

OU

OBSERVATIONS PRATIQUES

SUR

L'ADMINISTRATION DES REMÈDES A L'EXTÉRIEUR,

DANS LE TRAITEMENT

DE MALADIES INTERNES;

PAR A. - J. CHRESTIEN,

Docteur en Médecine de l'ancienne Université de Montpellier, ancien Médecin de l'Hôpital Militaire sédentaire, Membre de la Société de Médecine-pratique, de la Société Médicale, de la Société libre des Sciences et Belles-Lettres de la même Ville, Correspondant de la ci-devant Société de Médecine de Paris, Associé de la Société Médicale d'émulation de la même Ville, Correspondant de la Société Médicale de Tours, de celle de Médecine, Chirurgie et Pharmacie de Toulouse, et de celle d'Agriculture, Sciences et Arts du Département du Tarn.

Les observations sont l'histoire de la physique ;
les systèmes en sont la fable.
Œuvres Posthumes de MONTESQUIEU *, pag.* 174.

MONTPELLIER,

RENAUD, LIBRAIRE, A LA GRAND-RUE.

AN XII.

AVERTISSEMENT.

Il est des choses qu'on ne doit dire qu'une fois, et d'autres qu'on doit répéter quand elles offrent un point d'utilité qui n'est pas connu ou senti par ceux qui peuvent en retirer de l'avantage. L'édition de l'opuscule que je donnai en l'an IX étant épuisée, j'ai cru devoir faire imprimer encore ce que j'y disais sur l'emploi des remèdes à l'extérieur ; je m'en serais cependant dispensé, si je n'avais pas eu un grand nombre d'observations nouvelles et neuves à y ajouter. Je n'ignore pas que cette collection ne sera pas du goût de tous les Médecins, et qu'elle sera mal accueillie par ceux qui, enfoncés dans le sentier étroit d'une pratique routinière, ne pensent pas qu'il soit possible d'ouvrir une autre route que celle qu'ils se sont machinalement frayée : qu'elle sera rejetée par quelques-autres qui en sentiront le prix, mais qui craindront, en l'adoptant, de servir son auteur : je me console de ces désagrémens, s'il est possible d'en essuyer, lorsqu'on est en même de prouver par de nouveaux succès l'entêtement des uns et la mauvaise foi des autres, en me rappelant l'approbation que l'Illustre Barthez donna à mon opuscule. Exempt des passions qui n'atteignent jamais le vrai savant, le grand homme, il ne craignit pas de dire, en présence des Professeurs et des Elèves de la célèbre Ecole de Médecine de Montpellier, que mon ouvrage renfermait sur l'absorption des choses utiles à tous les Médecins, et qu'il en fairait son profit particulier. Puis-je avoir un plus puissant encouragement ?

Ce n'est pas par spéculation, et pour exciter la curiosité du lecteur, que j'offre cette collection sous le titre de méthode Iatroliptice, c'est par réflexion, celui-ci convenant mieux que celui que j'avais employé. J'avais appliqué au mode la fonction de la peau que je sollicite, et qui est indépendante de toutes frictions. Que dans certains cas la peau absorbe le médicament avec lequel elle est frictionnée ; que dans d'autres, le remède n'agisse que par sympathie, ou que l'effet dépende, en grande partie, du manuel de l'opération, c'est ce qu'il m'est difficile de déterminer, et ce que je ne chercherai pas à découvrir. Que ceux pour qui la nature n'a pas de voile impénétrable, parce qu'ils ne l'ont pas étudiée, prononcent s'ils le veulent : moi, je m'occupe seulement de faire des applications d'après une théorie rationnelle, quand je ne puis pas être éclairé par les faits, et d'après les analogies, lorsque j'ai des faits devers moi. Voici du pur empirisme ; j'en conviens. Qu'on m'indique un guide plus sûr, et je le suivrai. J'en

*appelle aux Médecins praticiens qui,
dans leurs écrits ou dans leurs discours, n'admettent que la méthode
d'analise : qu'ils soient de bonne foi,
et ils conviendront qu'au lit du
malade, ils ont recours à cette
méthode pour le diagnostic, et qu'ils
sont empiriques pour l'application
des moyens. J'ai appris pendant
douze ans, sous mon illustre Maître
Lamure, à pratiquer ainsi. La vraie
manière de philosopher en Médecine,
dit ce grand praticien (Recherches
sur la cause de la pulsation des
artères) , que .de Haen appelait
le Médecin guérisseur, consiste dans
l'observation seule éclairée par l'esprit de méthode, aidée quelquefois
par des conjectures fondées sur des
analogies entrevues avec sagacité,*

mais sévérement dégagée de toute hypotèse arbitraire.

DE LA METHODE

IATROLIPTICE,

OU

OBSERVATIONS PRATIQUES

SUR L'EFFICACITÉ DES REMÈDES ADMINISTRÉS
PAR LA VOIE DE L'ABSORPTION CUTANÉE.

LES Historiens nous apprennent que *Prodicus de Salymbria*, disciple d'*Esculape*, et *Herodicus*, maître d'*Hippocrate*, furent les premiers iatraleptes : mais qu'importe que l'on sache, ou non, si les anciens ont employé les frictions et les onctions, puisqu'il reste bien prouvé qu'ils ne s'en sont servis que comme d'un moyen de gymnastique, et qu'ils n'ont fait les frictions qu'avec des pommades, des huiles, des baumes propres à assouplir la peau, et à fortifier le corps, et non pas avec des substances médicamenteuses, ni dans le dessein de traiter les maladies. Depuis long-temps, on administrait le mercure à l'extérieur, pour la guérison de la syphilis, sans avoir songé à faire pénétrer les autres remèdes par la même voie dans le traitement de maladies différentes. Si la médecine eût été enrichie, à cette époque, des précieuses découvertes qu'ont fait sur le système absorbant les *Alexandre Monro, Hewson, Jean Hunter, Meckel, Scheldon, Mascagni, Werner, Assalini, Cruiksank, Feller et Sœmmering*, sans doute que la méthode, qui m'a fourni les observations que je vais présenter, serait aussi répandue que celle de donner les remèdes à l'intérieur; elle n'aurait pas fait négliger celle-ci; on la lui aurait associée, et on lui aurait même donné la préférence dans bien des cas. Ne la mérite-t-elle pas dans tous ceux où l'on peut soupçonner que le siége de la maladie est dans les secondes voies, quoique les premières soient affectées secondairement, ou qu'elles l'aient été primitivement, si elles ne le sont plus que par la réaction de la peau avec les parties internes?

La sympathie et les rapports des viscères abdominaux, et de la région épigastrique surtout,

avec la peau, sont trop manifestes pour les nier.
Cette sympathie, et ces rapports reconnus, n'est-
on pas forcé d'admettre une sympathie et des
rapports entre la peau et les organes intérieurs ?
Si, comme l'ont dit plusieurs grands Médecins,
(ce qui est démontré par l'expérience journalière),
la région épigastrique doit être considérée comme
le foyer et le centre de la sensibilité, d'où s'ir-
radient, sur toutes les autres parties, des causes
de maladies, pourquoi ces mêmes parties malades n'influeraient-elles pas sur la santé de la
région épigastrique et des autres organes intérieurs ? Examinons le corps dans l'état de santé et
de maladie, et nous verrons une réciprocité de
rapports.

L'épigastre et les viscères abdominaux faisant
bien leurs fonctions, les secondes voies, les extrémités et la peau ne sont jamais affectées que
par des causes extérieures, excepté qu'il n'y ait
quelque vice particulier des humeurs, soit général,
soit local. Les fonctions des organes internes légèrement lésées, il survient des dérangemens sur
telle ou telle partie, par sa mauvaise disposition actuelle, ou en raison de la sympathie qui
existe plus particulièrement entre elle et la partie
intérieure malade. Ces mêmes organes fortement

affectés, toutes les parties du corps le deviennent plus fortement, toujours dans les rapports d'une sympathie plus exacte et plus immédiate.

Une partie externe est-elle malade ? Son influence sur la région épigastrique et les organes internes, est de peu de conséquence, et est à peine sensible si l'affection est légère, parce que les rapports entre toutes les autres parties du corps, et les organes intérieurs existant dans toute leur intégrité de santé, contrebalancent et détruisent l'action trop faible du point altéré. Une grande partie de l'organe cutané s'affectant, et cette affection s'étendant sur les vaisseaux et les nerfs qui entrent dans sa composition, les organes intérieurs s'en ressentent davantage par le moins de résistance qu'offrent les parties avec lesquelles ils sont en rapport.

L'influence des maladies de la peau sur les organes intérieurs, est plus sensible dans les affections catarrhales, que dans beaucoup d'autres ; mais elle est toujours soumise à la règle que je viens d'établir. L'organe cutané étant affecté dans une étendue considérable, et l'action de ses pores tant exhalans qu'inhalans, des premiers surtout étant dérangée, il n'est pas étonnant de voir le trouble des fonctions de l'épigastre et des viscères abdominaux en être une suite. Est-il de la bonne pratique d'attaquer les effets plutôt que la cause ? N'a-t-on pas un espoir plus fondé de réussir, en cherchant à rétablir les fonctions de l'organe dont la lésion procure la maladie ? Combien de fois la nature, en excitant des sueurs abondantes, ne termine - t - elle pas des maladies graves du poumon, de l'épigastre, des intestins, qui n'ont pas été décidées par la lésion primitive de l'organe cutané ? L'érétisme de la peau, en s'opposant à la transpiration, l'une des évacuations les plus importantes au maintien de la santé, ne procure-t-il pas de proche en proche des engorgemens, des engouemens qui troublent les fonctions de presque tous les organes internes ? Son relâchement, en favorisant des évacuations trop abondantes, ne décide-t-il pas l'affaiblissement de ces mêmes organes, en soutirant les liqueurs nécessaires à l'intégrité de leurs fonctions ?

Dans le cas où l'érétisme de la peau doit être considéré comme cause d'une affection intérieure, n'est-il pas plus avantageux de chercher à le détruire par des applications topiques, que par des applications éloignées ? On ne peut pas, dans cette circonstance, retirer des moyens révulsifs, employés intérieurement, le même avantage qu'ils offrent, employés à l'extérieur. Leur usage, en provoquant des irritations, en décidant des fluxions sur des organes doués d'une sensibilité excessive, et essentiels à la vie, la met dans le plus grand danger. Le relâchement de l'organe cutané doit avoir lieu moins souvent que l'érétisme, comme cause des maladies internes; mais s'il existe, on sera plus sûr de le corriger et de le détruire par des remèdes externes, que par des remèdes donnés intérieurement.

Il est moins difficile de prouver la théorie que j'établis, que d'indiquer les signes invariables auxquels on pourrait reconnaître les cas dans lesquels les lésions de la peau doivent être regardées comme cause des lésions internes; il me paraît cependant que si l'on ne peut pas les assigner avec certitude, il n'est pas impossible, à l'aide d'une observation exacte et réfléchie, de s'entourer de la plus grande probabilité, particulièrement dans les maladies chroniques, sans en excepter quelques maladies aiguës, tenant surtout à une cause catarrhale, qui a presque toujours son siége dans le tissu cellulaire et le système lymphatique, si étroitement liés avec la peau, qu'on peut les regarder comme un seul et même système.

La sécheresse de la peau, un froid plus ou moins vif, une chaleur plus ou moins âcre se faisant sentir avant le dérangement manifeste des premières voies, n'est-on pas fondé à attribuer la maladie interne qui survient à l'érétisme de l'organe cutané ? Je proposerai la même règle, lorsqu'on a à accuser son relâchement. Je me garderai bien de dire, en admettant cette théorie prouvée par les faits, que dans tous les cas où une maladie interne devra sa naissance à la lésion de la peau, il faille se contenter de rétablir les fonctions de celle-ci. L'effet devenant souvent une cause d'autant plus puissante de destruction, qu'il porte sur un organe plus irritable, plus sensible, et plus nécessaire à la vie, on se voit forcé de combiner les remèdes donnés intérieurement, avec ceux appliqués à l'extérieur, et souvent de débuter par les premiers qui, à la vérité, ne réussissent complétement que lorsqu'ils agissent de manière à détruire l'affection de l'organe cutané. N'est-on pas tous les jours obligé de traiter par des topiques des maladies externes produites par cause interne, et qui ne céderaient pas aux remèdes propres à la détruire, pris intérieurement ?

Jetons un coup d'œil sur les moyens que l'on

emploie dans des maladies internes évidemment provoquées par cause catarrhale , qui , sans contredit, est la plus fréquente, et l'on verra, en observant leurs effets, qu'il faut en revenir à mon opinion. Les émétiques , la saignée, les sinapismes, les vésicatoires, les sudorifiques, les bains entiers ou partiels, sont les remèdes auxquels on a recours dans le début de ces maladies. La gastricité s'annonçant , on donne l'émétique , et il guérit dans un grand nombre de cas , sans avoir provoqué l'évacuation d'aucune matière saburrale , mais en rompant l'érétisme de la peau , et en provoquant la sueur. Un engouement se manifeste-t-il du côté de la poitrine avec des signes d'inflammation ? On a recours à la saignée plus ou moins répétée , et le relâchement de la peau s'en ensuit. Applique-t-on les sinapismes ou les vésicatoires ? En décidant une irritation forte , accompagnée de fluxion dans un point déterminé , on dissipe celle qui existait, en la portant du dedans au dehors. L'action des sudorifiques et celle des bains sont connues de ceux même qui ne s'occupent pas de l'art de guérir , et je n'en parlerai pas. Quant aux derniers, il faut en régler la température : donnés chauds , ils relâchent ; froids, ils augmentent le ton et l'érétisme ; aussi a-t-on recours à ceux-ci dans les sueurs colliquatives qui arrivent spontanément par la résolution qui suit le spasme, quoiqu'il ne paraisse pas qu'aucune cause interne agisse : combien de fois n'a-t-on pas vu l'inappétence, le dégoût pour les alimens, le trouble dans les digestions procurés par une trop forte transpiration, déterminée par l'action relâchante de l'atmosphère, ou par l'excès de couvertures, se dissiper par l'usage d'applications toniques sur la peau, ou par le soin de se moins couvrir ?

En faisant attention aux phénomènes qui se présentent dans la plupart des fièvres intermittentes et dans quelques fièvres continues remittentes, à la chaleur interne qui suit de très-près le froid et l'érétisme de la peau, et à d'autres symptômes qui peuvent varier à l'infini, suivant des circonstances particulières, et qui ne cédent que lorsque le spasme de la peau a cessé ; n'est-on pas fondé à considérer l'organe cutané comme le siége principal de la maladie ?

Les idées que je viens d'avancer ne seraient-elles pas exactes, les observations que je vais présenter sont vraies. Chacun élèvera sur ces faits la théorie qui lui fera plaisir ; mais le praticien de bonne foi pourra en tirer parti ; il ne craindra pas d'être imitateur, et il ne rougira pas d'user des moyens qu'un autre lui fournit, quoiqu'il ne le croie pas son égal en mérite ; il ne s'étudiera pas à faire changer de forme au remède pour se l'approprier, si ce changement ne lui promet pas des avantages, et même en l'opérant, il fera hommage de la découverte à son auteur. Le désir d'étendre ses connaissances devant toujours être soumis au bien du malade, comme l'a sagement observé le docteur *Alibert*, dans un rapport plein d'érudition, inséré dans les mémoires de la Société médicale d'émulation, première année, j'aurais, à son exemple, employé le quinquina en substance, quand j'ai jugé à propos de l'appliquer à l'extérieur, si j'avais connu ses expériences, et je n'aurais pas manqué de dire, en rapportant les succès que j'aurais obtenus de cette méthode, que je lui en devais l'application, quoique j'eusse substitué au sain-doux un autre véhicule. J'aurais cru manquer de loyauté, si, rapportant les bons effets que j'ai obtenus de la digitale en frictions, je n'eusse pas noté que les expériences de *Brera*, de *Chiarenti*, d'*Alibert*, de *Dumeril*, etc., m'avaient conduit à en user.

Avant de connaître le résultat des expériences des médecins habiles que je viens de nommer,

j'avais obtenu des succès de l'application à l'extérieur de substances liquides contre des maladies
internes, mais je n'avais pas pensé à la possibilité
de faire pénétrer des substances-solides, et je
n'avais pas cru que la méthode *iatroliptice* dût
faire un jour une branche essentielle de la thérapeutique. Content de mes premiers essais, je
les ai répétés, j'ai varié les moyens, et je me
suis convaincu que les remèdes administrés par la
voie de l'absorption cutanée pouvaient être d'un
très-grand secours, entre les mains d'un homme
qui sait connaître les cas dans lesquels il doit les
employer.

Il est de notoriété médicale que les effets
des médicamens varient en raison du lieu sur
lequel on les applique, et que la même subs-
sance produit souvent des effets différens, quelquefois même opposés, suivant qu'elle est introduite
dans l'estomac, dans le rectum, ou dans tout
autre organe; qu'elle est déposée sur la peau ou
transmise directement dans les vaisseaux sanguins
ou dans le tissu cellulaire. Il est encore certain
que le même médicament présente une action
différente d'après l'idiosyncrasie du sujet, le temps,
le lieu et autres circonstances. Des observations
exactes sur ce point essentiel de thérapeutique,

des préceptes fondés sur l'observation rigoureuse
et multipliée de faits de ce genre, présenteraient
un grand objet d'utilité médicale, en nous fournissant le moyen d'employer le même remède,
de telle ou telle manière, suivant les indications
et les circonstances qui s'offrent dans la pratique.
Sans prétendre, comme quelques Médecins dyna-
mistes, que les remèdes qu'on administre à l'intérieur bornent leurs effets sur les organes digestifs, qu'ils ne pénètrent point dans les secondes
voies, et qu'ils n'agissent absolument qu'en mo-
difiant ou en changeant la manière d'être des
solides ; sans partager non plus l'opinion également exagérée des fauteurs de la pathologie
humorale, qui veulent que les médicamens n'aient
d'action qu'autant qu'ils sont absorbés et mêlés
à la masse de nos humeurs, dont ils changent
l'état ou les dispositions, je pense qu'on ne doit
pas perdre de vue l'harmonie ou liaison réciproque
qui existe entre la vitalité des solides, et celle
des fluides. La première action des médicamens
pris intérieurement, ou appliqués à l'extérieur,
doit nécessairement s'exercer sur le système des
solides avec lesquels ils sont d'abord en contact,
avant de pouvoir pénétrer dans la masse des
fluides. D'après ces principes incontestables, il
est presque impossible de concevoir qu'une subs-

tance puisse agir exclusivement sur l'une de ces parties.

Quoique l'observation journalière nous démontre que les remèdes qu'on introduit dans l'estomac agissent sur la force nerveuse; que cette action s'irradie ou se répète sympathiquement sur les autres parties; qu'une portion plus ou moins considérable de ces substances soit, dans quelque cas surtout, évidemment absorbée, et que, parvenue dans les secondes voies, elle y exerce une action plus ou moins sensible, pouvons-nous apprécier les changemens qu'éprouvent ces substances médicamenteuses, soit par l'action des forces digestives, soit par leur mélange avec les sucs digestifs et autres? Sommes-nous plus en état de déterminer, même par approximation, dans quelles proportions les substances ou les principes qui composent un remède sont absorbés ou rejetés?

Plus on réfléchit sur la structure et les fonctions de la peau, sur sa sensibilité, sa perméabilité, et sur ses rapports sympathiques ou consensuels avec les parties internes, plus on la trouve propre à recevoir et à transmettre l'action et les principes des remèdes qu'on y applique.

En admettant la division générale des médicamens, déduite de leurs effets évacuans ou altérans, l'expérience, d'accord avec la raison, place
les premiers dans la classe de ceux qu'on doit
prescrire de préférence à l'intérieur (1), et met

---

(1) C'est surtout lorsqu'il y a des indications bien
marquées d'évacuer fortement les premières voies, que
ce mode est préférable. Quoiqu'on ait observé que l'on-
guent d'arthœnita, la décoction de tabac, et autres substances appliquées à l'extérieur, aient déterminé dans quelques cas des évacuations par le vomissement et par les
selles, effet que DARWIN attribue à un mouvement ré-
trograde des vaisseaux lymphatiques du mésentère avec lesquels ceux de la peau viennent communiquer, je ne crois
pas prudent de s'en rapporter à cette méthode, toutes les
fois qu'il s'agira d'évacuer la saburre des premières voies,
ou d'imprimer une forte secousse à la machine SHERWEN
pense de même, quoique dans sa lettre au Docteur LETTSOM
il dise avoir obtenu du tartrite de potasse antimonié administré en frictions, des évacuations par le vomissement
et par les selles, et d'avoir augmenté, par ce même moyen,
l'excrétion des urines et de la transpiration. Il se décide
en faveur de l'administration à l'intérieur de ce remède,
dans le cas de saburre putride ou bilieuse, mais il regarde
la voie de l'absorption cutanée comme préférable, si l'on
veut employer la même préparation comme altérante Quand
même SHERWEN ne s'expliquerait pas ainsi, on serait
autorisé à ne pas appliquer le tartrite de potasse antimonié
en frictions, pour en obtenir une action évacuante, si
l'on consultait les expériences de JOHN-HAHN, Médecin
de Philadelphie, dont les résultats sont contraires à ceux

les seconds au rang de ceux qu'on est autorisé à introduire par l'absorption cutanée. La méthode d'administrer par cette voie les remèdes qu'on est dans l'usage de prescrire intérieurement, me paraît

---

des expériences de SHERWEN. JOHN-HAHN n'est pas le seul qui ait fait de pareilles observations. HUTCHINSON assure, d'après plusieurs essais, que l'usage externe du tartre émétique augmente la fréquence du pouls, l'excrétion des urines, la transpiration, et dispose au sommeil, sans qu'il lui ait vu produire des évacuations par le vomissement, ni par les selles ; mais il dit avoir guéri au bout de dix jours, un rhumatisme au bras droit, qui avait résisté à toute sorte de remèdes, en faisant faire chaque soir des frictions sur la partie, avec la dissolution d'un scrupule de tartre stibié. M. FAGES a dissipé depuis peu une douleur rhumatismale invétérée à la cuisse, par le même moyen, avec addition d'opium, sans qu'il ait produit aucune évacuation. Il aurait pu croire que l'opium avait enchaîné la propriété évacuante du tartre stibié, d'après ce qu'il avoit vu une autre fois, et qui est consigné dans le recueil de la société de médecine de Paris, si de nouvelles expériences ne lui avaient pas démontré le contraire. Il employait la dissolution du tartre stibié sur des excroissances vénériennes, lorsque les nausées, les vomissemens et les évacuations par les selles, l'obligèrent d'en supprimer l'application. Il n'en résulta presque aucun effet sur les excroissances ; mais plusieurs fois, depuis, il a cherché à attaquer le même symptôme par le même moyen, avec aussi peu d'utilité, et sans en observer nulle action sensible sur le système en général. Voulant s'assurer d'une manière plus positive des effets de l'absorption de ce médicament, il l'a administré, suivant la mé-

principalement indiquée dans les maladies du système lymphatique ou absorbant, (c'est, sans contredit , la classe la plus nombreuse de maladies , surtout des chroniques) dans celles du système cellulaire avec lequel le système lymphatique est étroitemént lié, et dans les maladies où

---

de CLARE , dans le traitement d'une blenorrhée dartreuse qui avait résisté à plusieurs remèdes. Il a commencé à faire frictionner le malade avec quatre grains de tartrite de potasse antimonié , bien porphyrisé , qu'il a poussé jusqu'à deuze. Avant le cinquième jour , le sujet n'éprouva rien de sensible : à cette époque , le pouls devint plus fréquent et plus fort. Il survint ensuite une excitation considérable dans tout le système avec beaucoup de chaleur à la peau , suivie de moiteur. Le malade crut s'apercevoir que les urines étaient plus abondantes et plus épaisses ; et au vingt-troisième jour du traitement , l'écoulement fut entièrement dissipé.

Le Docteur KRAUL a détruit une excroissance vénérienne fort considérable sur la couronne du gland , en la faisant toucher , de temps en temps , avec une dissolution de deux gros de tartre stibié dans deux onces d'eau de fontaine , et le malade n'a éprouvé que les effets locaux de cette application.

J'ai employé moi-même sur des excroissances très-étendues qui occupaient l'extrémité du prépuce , et le gland , chez un homme qui avait un phymosis naturel , le tartre stibié dont je saupoudrais fortement les parties affectées , où il se dissolvait par l'humidité qu'elles rendaient : et après huit jours de son usage , j'ai été obligé de l'abandonner , le malade n'en éprouvant que de la douleur.

la

la partie-affectée semble , en quelque sorte , isolée , ou jouir d'une vie à part. (1) Cette mé-

---

D'après ces observations , quoique quelques-unes soient en faveur de la méthode iatroliptice , je puis conclure que l'action évacuante des émétiques et des purgatifs , n'est rien moins que sûre , administrés par la voie de l'absorption cutanée , et qu'on doit généralement préférer leur usage intérieur. Une raison bien puissante , qui milite en faveur de cette opinion , est prise de la nature des maladies , contre lesquelles on y a le plus fréquemment recours. Dans les maladies aiguës , les indications sont pressantes , il faut y satisfaire dans un temps donné. On connaît les doses pour les émétiques et les purgatifs à employer à l'intérieur ; on peut calculer à peu près le temps dans lequel ils doivent agir ; on peut les activer. Pour leur administration à l'extérieur , on serait dans le cas de tâtonner pour la dose chez chaque sujet ; le temps qu'il faudrait à leur travail serait un problème à résoudre ; un nombre infini de circonstances pouvant s'opposer à une absorption suffisante , et à leur action sur les premières voies , on laisserait échapper des momens précieux dont la perte serait souvent dans le cas d'entraîner celle du malade. Ce n'est pas seulement pour l'administration des émétiques et des purgatifs qu'on doit abandonner la méthode iatroliptice , pour lui préférer l'usage à l'intérieur , quand on a à traiter des vieillards ; dans un âge avancé , on ne doit pas compter sur l'action absorbante des tégumens.

(1) Il paraît évident que les remèdes qu'on introduit par les voies de l'absorption cutanée agissent directement sur le système absorbant dont ils modifient ou changent la manière d'être , sur la lymphe en corrigeant ou détruisant ses différentes altérations , et que de là leur action se répand dans toutes les autres parties du système général , comme le prouve un nombre infini de faits relatifs à la

thode présente encore un degré d'utilité manifeste, toutes les fois qu'un obstacle quelconque
s'oppose à l'intromission des remèdes dans les
organes digestifs ; lorsque l'estomac et les intestins, à raison de leur sensibilité vicieuse ou exaltée,
n'en peuvent pas supporter la présence, et lorsqu'enfin le malade éprouve une répugnance invincible à avaler les remèdes, ou que par l'effet
de l'habitude leur action devient nulle (1).

---

propriété absorbante de la peau. On est d'ailleurs fondé à
penser que les remèdes qu'on introduit par les pores cu-
tanés, pénétrant directement dans le système lymphatique
ou dans le cellulaire, n'éprouvent point d'altération, ou
que s'ils en subissent quelqu'une, elle est peu de chose,
comparativement à celle qui doit nécessairement avoir lieu,
lorsqu'on les introduit dans les premières voies. La méthode
iatroliptice me paraît, d'après cela, mériter la préférence
toutes les fois qu'on veut administrer des remèdes altérans,
dans le traitement des maladies des systèmes lymphatique
et cellulaire, surtout, lorsque la partie extérieure de ces
systèmes est principalement affectée, lorsqu'il faut corriger
le vice des humeurs, et contre quelques maladies locales
qui éludent le plus souvent l'action des remèdes donnés à
l'intérieur, parce que la partie malade se trouve trop
éloignée du centre. C'est, sans doute, à raison de ce
que le vice syphilitique exerce son action morbide sur le
système lymphatique, qu'on le détruit plus sûrement,
en administrant les mercuriaux par la voie de l'absorption
extérieure.

(1) On trouve souvent, dans la pratique, des malades
qui ne pouvant pas supporter l'usage intérieur du sublimé

L'observation nous apprend que les substances médicamenteuses qu'on applique sur la peau , agissent , les unes par la sympathie nerveuse, les autres par absorption. Il est donc fort utile de distinguer dans l'emploi de la méthode iatroliptice, quelles sont celles qui agissent le plus de l'une ou de l'autre manière, afin d'en faire un usage méthodique et bien entendu.

Sans exagérer, comme *Pouteau* et autres médecins solidistes, l'effet des médicamens sur le tissu

---

corrosif , se trouvent fort bien de son application extérieure , en suivant la méthode de CIRILLO ; méthode dont M. FAGES a fait des essais multipliés et heureux dans l'hôpital militaire des vénériens , où il l'a employée , nonseulement en faisant donner les frictions à la plante des pieds , mais sur les autres parties du corps. Il a , par ce dernier procédé , obtenu plus de succès.

Il n'est pas rare de voir des malades qui , par l'effet de l'habitude , ou par toute autre cause , ne retirent aucun avantage d'un remède pris intérieurement ; tandis que le même médicament appliqué , à des doses proportionnées , sur toute autre partie du corps, opère complétement. Je citerai , en parlant de l'opium employé par la méthode iatroliptice , plus d'un cas où deux grains d'extrait gommeux de cette substance, n'ont eu aucun effet calmant, et où je l'ai obtenu de l'opium appliqué à l'extérieur , après un intervalle assez long , pour ne pas attribuer le calme au premier remède.

nerveux de la peau , et sa réaction sympathique ; je ne me dissimule pas que parmi les moyens thérapeutiques qu'on emploie à l'extérieur , il n'y en ait, comme les stimulans, les frictions sèches, l'urtication, le massage indien , la flagellation, le feu , la glace , et autres, dont la principale action consiste à modifier la force nerveuse et tonique des tégumens ; modification qui , bien ressentie , se répète par *consensus* ou par irradiation sur les autres parties du système.

Dans les applications dynamiques, il est de règle de choisir les parties extérieures du corps qui ont le plus de sensibilité , et les rapports sympathiques les plus étendus ou les plus intimes avec les parties affectées, suivant l'effet général révulsif ou dérivatif qu'on veut produire.

Lorsque dans l'emploi de la méthode iatroliptice , l'on a en vue de faire pénétrer les remèdes dans l'intérieur, il est bon d'observer en faveur des jeunes praticiens, qu'on doit, 1.º , faire ces applications sur les parties du corps les plus perméables ou les plus pourvues de vaisseaux absorbans; 2.º, choisir la partie qui a la communication la plus directe, par la voie des systèmes lymphatique et cellulaire avec l'organe affecté ; 3.º , réduire à l'état de la plus grande divisibilité

possible les substances qu'on emploie, et les in-
corporer ou les dissoudre avec le véhicule le
plus approprié; 4.°, bien nétoyer la peau pour
la rendre plus perméable ; 5.°, enfin activer la
force du système absorbant par les frictions faites
avec ménagement, et pendant assez long-temps.
Il n'est, peut-être, pas même aussi indifférent
que le pense le commun des praticiens, de faire
administrer ces frictions le matin ou le soir,
puisqu'il paraît bien démontré que l'absorption
cutanée est, choses égales d'ailleurs, plus forte
le soir et pendant la nuit, que le matin et pendant le jour, ce qui fournit la conséquence, que
dans le premier cas, les mouvemens toniques
sont dirigés de la périphérie vers le centre, et que
dans le second, ils ont lieu, au contraire, du centre
vers la circonférence.

Mon intention n'étant pas de donner un traité
théorique, je ne pousserai pas plus loin les raisonnemens. Je n'ai pas cru pouvoir me dispenser
d'exposer les principes d'après lesquels j'ai agi ;
ce préalable rempli, je vais présenter mes ob-
rervations; la médecine pratique, dont je fais
mon unique occupation, n'étant qu'une science
de faits, comme l'a dit le grand *Barthez*, dans
son discours sur le génie d'*Hippocrate.*

Emploi du Camphre en frictions.

L'application du camphre à l'extérieur , comme résolutif, antiseptique , etc., n'est ignorée d'aucun homme de l'art. On lit même dans *Lemery*, et dans les *éphémérides des curieux de la nature*, que le camphre enfermé dans un nouet, et suspendu au col, était utile contre les fièvres intermittentes ; mais je n'avais vu nulle part qu'on l'eût employé en frictions, comme moyen curatif, dans des affections internes , et je croyais, de bonne foi, m'en être servi le premier de cette manière, d'autant plus avantageuse , que la plupart des malades répugnent à avaler cette substance , qui fatigue souvent l'estomac de ceux qui se refusent le moins aux remèdes. Au moment de donner mon travail à l'impression , j'ai été détrompé , et je me fais un devoir de prévenir ceux de mes lecteurs qui l'ignoreraient , que *J. Lathan*, chirurgien à Darfort, s'est servi du camphre dissous dans l'huile, en le faisant frictionner sur la partie interne des cuisses, dans deux cas de rétention d'urine , par cause catarrhale, et qu'il en a obtenu le plus grand succès, tandis que plusieurs autres moyens avaient été inutiles. Il lui a réussi également dans deux autres

cas de rétention d'urine , après un accouchement
laborieux. Ses observations sont insérées dans le
journal de *Fourcroy*, Tom. IV. Si je les eusse
connues, j'aurais eu plus de confiance dans l'emploi du camphre en frictions , lors de mes premiers essais ; elles pourront en inspirer davantage pour le résultat de mes observations.

PREMIÈRE OBSERVATION.

De l'effet du Camphre dans un cas d'irritation
sur les voies urinaires , par l'action des can-
tharides.

C'est sur moi que j'ai fait le premier essai du
camphre , appliqué extérieurement. J'y fus amené
par l'administration, d'après le même mode , d'une
substance qui lui est opposée dans le plus grand
nombre de ses effets. J'étais tourmenté , depuis
quelque temps, d'une douleur de sciatique très-
forte. Impatient de m'en débarrasser , et trop
occupé pour me soumettre au pansement qu'aurait
exigé le vésicatoire , par la méthode ordinaire ,
ou le moxa , je me fis frotter la partie de la
cuisse, d'où partait la douleur , avec quarante-
grains environ de mouches cantharides réduites
en poudre très-fine , que j'avais fait macérer dans

la salive. La friction administrée par une main vigoureuse, armée d'un gant de peau de daim, fut forte et long-temps continuée. Je ressentis l'effet assez ordinaire des cantharides sur les voies urinaires. Il me fit plus souffrir que la chaleur vive que j'éprouvais sur la partie frictionnée. La nuit fut inquiète, l'opération ayant été pratiquée au moment de me mettre au lit. Le calme n'étant point rétabli à l'heure de mon lever, je me frictionnai la partie interne de la cuisse avec douze grains de camphre mêlé à la salive. Dans un instant l'absorption fut faite ; quelques heures après, mon état fut moins pénible. Ayant répété ma friction camphrée le soir, la nuit fut tranquille, et à mon reveil, je me trouvai dans une position contraire à celle de la veille. J'observerai, quant à l'effet local, que les cantharides ne déterminèrent sur la partie que de très-petites ampoules qui n'exigèrent aucun pansement. Elles me procurèrent dans la cuisse et la jambe une chaleur incommode et profonde, qui se soutint pendant plusieurs jours ; mais, depuis, il y a environ quatre ans, je n'ai pas éprouvé la plus légère atteinte de douleur, que je redoute avec d'autant plus de raison, que cette maladie, quelques années auparavant, m'avait procuré du même côté, une claudication et un amaigrisse-

ment considérable de la jambe, qui ne se dissipèrent que par l'usage d'eaux thermales.

L'action du camphre par l'absorption cutanée
me paraissant démontrée, je n'ai pas craint de
le conseiller, toutes les fois que j'ai eu à combattre une irritation sur les voies urinaires, décidée par les mouches cantharides. Il n'a jamais
trompé mon attente. L'indication dans tous ces
cas étant la même, et une même cause la faisant
naître, je crois inutile de rapporter les observations. Je vais présenter d'autres faits qui offriront
un nouvel intérêt au praticien.

II.e OBSERVATION.

De l'effet du Camphre dans un cas d'érections
fortes.

Un homme âgé de quarante ans, d'un tempérament bilieux, ayant le genre nerveux d'une
excessive sensibilité entretenue et augmentée par
un état qui exige beaucoup de contention d'esprit,
et un travail soutenu de l'imagination, fut pris
d'un rhumatisme qui portait particulièrement sur
les nerfs. Une combinaison d'opium et de tartrite
de potasse antimonié qu'on avait donné dans l'in-

tention d'exciter la sueur, n'avait servi qu'à augmenter la rigidité, au point de rendre le malade
perclus, en le mettant dans l'impossibilité de
marcher et de se servir de ses bras. D'après de
nouveaux conseils, il se mit à l'usage de bouillons adoucissans, dont il retira quelque bien. Par
mon avis, il se fit frictionner l'épine du dos avec
la teinture de quinquina, en continuant les bouillons, et peu à peu la gêne des mouvemens fut
moindre ; il put marcher, se servir de ses mains,
et vacquer à quelques occupations. Le lait d'ânesse
substitué aux bouillons augmenta le mieux d'une
manière sensible. La teinture de quinquina était
abandonnée depuis long-temps. On continuait à
prendre le lait que l'estomac supportait, et qui
donnait de l'appétit, le ventre étant très-libre,
lorsque le malade fut pris, dès l'instant qu'il se
mettait au lit, d'une érection si forte et si douloureuse, qu'il n'en dormait pas ; érection qu'on
pourrait désigner par les mots de priapisme noc-
turne, puisqu'elle ne cédait qu'au jour, quelque
temps après le lever du malade. Son état se dé-
tériora par une suite de l'insomnie, ou par une
distribution inégale des forces qui dérangèrent
les digestions. Informé de la cause de ce dérangemens de santé, je conseillai de frictionner douze
grains de camphre uni à la salive, sur la partie

interne de chaque cuisse : après quatre jours de son emploi , l'accident fut dissipé.

I I I.e OBSERVATION.

De l'effet du Camphre dans un cas d'érections fortes accompagnées de pollutions.

Un homme d'environ quarante ans , très-bilieux , dans les premiers jours d'une convalescence , éprouvait , depuis plusieurs nuits , des érections accompagnées , dès qu'il se livrait au sommeil , de pertes considérables qui , quelquefois , se répétaient la même nuit. Je lui conseillai de se frictionner sur la partie interne de la cuisse , avec huit grains de camphre uni à la salive. Il en employa seize , dont il se frotta les deux cuisses , aussi obtint-il un calme parfait. Il continua les frictions encore trois jours , à l'heure de son sommeil , mais à la dose que j'avais prescrite , et le calme que lui avait procuré la première opération se soutint complétement.

I.Ve. OBSERVATION.

De l'effet du Camphre dans un cas de rétention d'urine.

Une dame approchant de sa cinquantième année , à l'époque de la cessation des règles , d'un tempérament pituitoso-bilieux , ayant le genre nerveux extrêmement sensible , éprouva dans le cours d'une maladie gastrique , accompagnée de tic (*Trismus Tonicus de Sauvages*) , et de douleurs fixes à la courbure du colon , une suppression presque totale d'urines ; elle ne les rendait que goutte à goutte , et avec beaucoup de souffrance : aucun des autres symptômes n'avait diminué. Je prescrivis de suite une friction sur la partie interne de chaque cuisse , avec six grains de camphre uni à la salive. Cette première application diminua sensiblement la douleur , et facilita les urines ; répétée trois heures après , toute sensation douloureuse et tout embarras du côté des voies urinaires disparurent pour ne plus revenir

V.e OBSERVATION.

De l'effet du Camphre dans un cas d'ischurie vésicale.

Dans le cours d'une fièvre bilieuse rémittente de mauvais génie , qui avait exigé l'usage du quinquina donné à assez forte dose pendant deux jours, un malade éprouvait depuis dix-huit heures le besoin d'uriner , avec gonflement à la région de la vessie, sans pouvoir le satisfaire. Je conseillai de frictionner quinze ·grains de camphre uni à la salive, sur la partie interne des deux cuisses, et de répéter les frictions deux heures après, en employant la même quantité de cette substance. La première administration de ce moyen avait eu lieu, depuis une heure, lorsque le malade rendit avec quelques efforts, une assez grande quantité d'urine : peu de temps après la seconde, les urines coulèrent en abondance et librement.

Dans une autre occasion, huit grains de camphre appliqué de la même manière, ont suffi pour dissiper, chez une demoiselle de treize ans, une rétention d'urine. Je dois observer que la même personne ayant, quelque temps après, la même maladie, mais qui paraissait occasionée par une dyssenterie inflammatoire, bien loin d'en retirer quelque avantage, en éprouva plus d'irritation.

VI.e OBSERVATION.

De l'effet du Camphre dans un cas d'ischurie rénale.

Un homme âgé de 30 ans, d'un tempérament bilieux, d'une bonne constitution, quoique ayant

par suite de causes morales, le genre nerveux
sensible et une affection mélancolique, fut atteint d'une malaladie que je jugeai être une
fièvre bilieuse catarrhale gastrique. La langue
sale, les envies de vomir me firent prescrire le
tartrite de potasse antimonié auquel j'aurais eu
recours, quand même les signes énoncés n'auraient pas eu lieu, vu l'avantage inappréciable
de ce remède dans le début de pareilles maladies. Je le donnai cependant avec ménagement;
tant par rapport à la sensibilité actuelle du sujet,
qu'à cause d'un léger balonnement du ventre,
accompagné de coliques et de rareté dans les
urines. J'obtins par le vomissement quelques matières bilieuses, mais sans amélioration du côté
du ventre, et sans augmentation des urines. La
région abdominale au contraire devint plus sensible,
plus gonflée, le cours des urines plus difficile.
En vain, mis-je en usage les lavemens émol-
liens, les fomentations de même nature, les embrocations sur le ventre avec l'huile de camo-
mille camphrée, les bains de siége, les boissons
adoucissantes et antispasmodiques, les potions
du même genre dans lesquelles entraient le camphre et le nitre. Tous les symptômes paraissant
dépendre d'une congestion bilieuse catarrhale,
j'eus recours à la magnésie calcinée pour tâcher

d'ouvrir le ventre : mon espoir fut encore trompé. Il y avait quarante huit heures que le malade était dans cet état ; les urines ne coulaient presque pas, et le besoin d'en rendre ne se faisait pas éprouver. Le gonflement du bas-ventre m'empêchait de juger par le tact de l'état de la vessie. Je fis appeller un chirurgien pour qu'il s'en assurât au moyen de la sonde. Le peu d'urines d'un brun foncé, et comme sanguinolentes, que M. *Laborie* fit sortir au moyen du cathéter, nôus convainquit qu'elles n'arrivaient point dans la vessie. Pour rompre le spasme qui dérangeait leur cours, nous appliquâmes aux jambes des sinapismes actifs (c'était le soir). La nuit marquée comme les autres par une exacerbation, ne fut pas aussi pénible, sans que les urines cependant coulâssent davantage. Le lendemain, pendant la rémission, nous fimes frictionner à la partie interne de chaque cuisse, et de trois heures en trois heures, dix grains de camphre uni à la salive. Une heure après la seconde administration de ce moyen, les urines devinrent moins rares : après la troisième, elles coulèrent abondamment. Pour profiter de la détente, malgré le redoublement, le malade fut mis à la boisson du petit lait, légèrement stibié, qui lâcha le ventre ; ce qui nous permit de donner le troisième jour deux onces de sel de *Glauber* dissous dans quatre verres de forte décoction de poirée. Les évacuations furent complètes, et dès ce moment, la maladie marcha sans orage, et se termina par le secours des remèdes généraux.

VII.e OBSERVATION.

De l'effet du Camphre dans un cas de gangrène.

Nous donnions, M. *Bourquenod* et moi, des soins à un citoyen estimable qui était affligé de gangrène très-forte et très-étendue. La maladie avait débuté par un très-petit phlegmon au-dessous de la malléole externe de la jambe droite. Le sujet d'un tempérament pituiteux, d'un gros embonpoint, ayant la langue chargée, je conseillai deux grains de tartrite de potasse antimonié qui procurèrent des évacuations abondantes par le vomissement et par les selles, sans opérer aucun changement sur le phlegmon. Après un jour de repos, l'émétique fut administré avec un nouveau succès, quant à son effet évacuant. Je remarquai le soir, dans le phlegmon d'un mauvais aspect, une suppuration profonde. M. *Bourquenod* fut appellé : malgré toutes les ressources que fournit l'art entre les mains d'un homme instruit, il ne pût pas prévenir la gangrène, qui se manifesta

nifesta le lendemain. Nous eumes de suite recours au quinquina à forte dose , combiné avec
le camphre ; non-seulement la gangrène fit des
progrès rapides, mais il s'y mêla une fièvre forte
avec redoublemens, accompagnés de délire vif et
de soubresauts dans les tendons. Nous insistâmes
sur les moyens énoncés, mais sans succès : la
maladie locale allait toujours croissant , de même
que les autres symptômes qui l'avaient compliquée.
Le délire du malade pouvait être augmenté par
la violence qu'il se faisait quand on lui présentait
le camphre. Je prescrivis alors cette substance à
l'extérieur, et le quinquina fut donné intérieurement. On frictionna le camphre à la dose de
vingt grains , de quatre heures en quatre heures,
sur la partie interne de la cuisse du côté affecté.
Ce traitement soutenu pendant deux jours , la
gangrène fut fixée, les autres symptômes cédèrent bientôt, le bien s'établit , et marcha rapidement.

Cette observation isolée ne prouverait pas d'une
manière certaine l'action du camphre administré
en frictions ; mais ce que j'en ai dit plus haut,
et les différens cas que je vais citer , me semblent fournir une forte présomption, s'ils n'établissent pas la certitude , que cette substance

employée par la méthode iatroliptice, n'a pas peu contribué à la guérison du malade.

VIII.e OBSERVATION.

De l'effet du Camphre dans le cours d'une fièvre hémitritée.

Une demoiselle âgée de quinze ans, d'une assez bonne constitution, bien réglée, essuya quatre accès d'une fièvre intermittente tierce. Quoique je pusse soupçonner de la gastricité, l'appétit décidé qu'avait cette demoiselle dans le temps libre de fièvre, sa gaieté, l'avantage qu'on retire souvent pour le malade de ne pas se presser dans l'administration des médicamens, me firent prescrire seulement de la sobriété dans le régime. La maladie devint continue d'intermittente qu'elle était, et elle présenta tous les caractères d'une fièvre hémitritée. Le froid du premier redoublement fut vif, et le passage à la chaleur fut marqué par des cardialgies et la lipothymie. La chaleur âcre et forte s'accompagna d'agitation et de délire. La rémission fut assez sensible, pour me permettre de placer un émétique qui agit efficacement. Le redoublement, ce jour là, présenta plus d'intensité. Un purgatif fut administré le lendemain, pour satisfaire aux indications que plusieurs signes de saburre fournissaient. Le troisième redoublement correspondit au premier, en offrant un peu plus de violence dans les symptômes. Sentant la nécessité de diviser, en soutenant les forces, et de réprimer le nerveux, je prescrivis pendant la rémission, la décoction d'ipécacuanha avec l'écorce d'orange amère, et les gouttes *d'Hoffmann* (1), que l'on donnait à

---

(1) J'ai constamment éprouvé de très-bons effets de cette combinaison dans toutes les fièvres, avec épaississement, et notamment dans le traitement de la maladie décrite par le docteur ROUCHER, médecin distingué de cette Ville, dans son mémoire sur la fièvre catarrhale nerveuse et maligne qui a régné en l'an 8 à Montpellier. Je débutais ordinairement par un émétique, et le soir du même jour je faisais appliquer des sinapismes actifs à la plante des pieds, pour combattre l'affection gravative de la tête, qui s'annonçait avec la maladie. J'y joignais l'usage de la décoction dont je viens de parler, que je chargeais plus ou moins, et à laquelle j'ajoutais une teinture vermifuge, dont la base est aloëtique. Si les évacuations alvines fournissaient trop, je substituais à la teinture un anthelmentique non purgatif. Je ne perdis pas un seul malade. M. TEISSIER, officier de santé de cette commune, a été témoin de l'efficacité de cette méthode sur une femme pour laquelle on m'appella, au neuvième jour de la maladie. Malgré le camphre, le nitre, etc., qu'il avait employés, la malade était dans l'état le plus fàcheux ; elle était constamment dans le délire ; elle avait le ventre météorisé,

cuillerée à bouche , de deux heures en deux heures. Ce remède administré pendant deux jours , aidé chaque jour d'un lavement , ne diminua aucun des symptômes de la maladie , qui allait croissant et dans l'ordre établi. Je me décidai pour lors à faire frictionner le camphre sur la partie interne des cuisses : on en employa seize grains en deux fois ; ce remède parut avoir diminué le froid , ainsi que les cardialgies et les faiblesses. Il s'établit à la chûte de la chaleur, et pour la première fois , un peu de sueur, et la malade mouilla une chemise : les urines , qui, jusqu'alors , avaient été rares , fournirent davantage. Les frictions répétées le lendemain , la dose du camphre étant la même , il y eut une diminution plus marquée dans tous les symptômes. La cardialgie fut moindre, il n'y eut point de lipothymie , et le délire fut à peine

---

et le corps couvert de taches pétéchiales. L'émétique ayant été négligé dans le principe , quoiqu'il y eût eu des envies de vomir , je ne balançai pas à le prescrire. Après son effet , les sinapismes furent appliqués , et nous en vinmes à la décoction décrite , qui fut continuée jusqu'au vingt-unième jour , époque à laquelle la maladie se termina. Il fut administré un seul purgatif. Le mari de cette femme , en lui donnant ses soins , ayant contracté la maladie , fut guéri sous la direction de M. TEISSIER , qui adopta le traitement dont je viens de rendre compte.

sensible : le redoublement se termina comme celui
de la veille. Seize grains de camphre employés
de nouveau, la malade n'éprouva que le froid,
le chaud et la sueur, les urines étant beaucoup
plus abondantes et mieux travaillées. Je me bornai
à l'emploi de la résine de quinquina, à la
dose de quarante grains, avec dix grains de sel
d'absinthe dans deux onces d'eau. Cette mixture
prise en quatre fois, de deux heures en deux
heures, pendant la rémission, adoucit le redoublement qui en suivit l'usage : répétée le lendemain, elle produisit un bien plus marqué ; donnée
une troisième fois, le redoublement fut à peine
sensible, et il n'y eut plus de fièvre le lendemain. C'était le treizième jour, à dater de celui
où la maladie avait pris la marche de fièvre
continue.

IX.e OBSERVATION.

*De l'effet du Camphre dans un cas de fièvre
ardente compliquée de la gastro-bilieuse lypi-
rique.*

Un homme âgé de vingt-neuf ans, d'un tempérament bilieux-sanguin, doué de beaucoup de
sensibilité nerveuse, fut pris, pendant les plus
fortes chaleurs de l'été, d'un froid très-vif, mais

court, auquel succéda une chaleur âcre et péné-
trante. La langue était couverte d'un sédiment
jaunâtre ; la soif était violente ; le pouls petit,
pressé et faible. Il avait les yeux allumés et bril-
lans ; la douleur de tête était insupportable. Un
froid très-marqué aux extrémités inférieures se
faisait sentir. Le sujet ayant usé depuis long-
temps d'un régime bien propre à décider la gastricité , je profitai du premier moment de calme ,
le jour même de l'invasion de la maladie, pour
placer un émétique indiqué par les envies de
vomir. Ce remède produisit des évacuations
abondantes , par le haut , de matières bilieuses. La
nuit se passa sans sommeil, le malade éprouvant
uu sentiment de resserrement et de vive chaleur
à l'épigastre. Tous les signes d'orgasme étant
réunis , j'administrai le lendemain un purgatif minoratif avec le plus grand succès. Le redoublement survint avec augmentation sensible de tous
les symptômes. Froid extraordinaire aux extrémités inférieures , chaleur interne et soif plus
ardente , douleur de tête des plus violentes ,
prostration de forces qui empêchait le malade
de se mouvoir, langue sèche et aride , malgré
une ample boisson de limonade à la glace. La
nuit fut accompagnée d'anxiétés et d'insomnie , et
la respiration gênée. Le redoublement terminé,

je prescrivis de l'eau de veau, sur une pinte de laquelle on avait fait dissoudre un grain de tartrite de potasse antimonié. Malgré de fortes évacuations par le bas, le redoublement marcha avec plus d'intensité. Le froid des extrémités, la douleur à l'épigastre et à la tête, la difficulté de respirer augmentèrent considérablement. Pour diminuer le spasme des extrémités que je regardais comme la cause des symptômes fâcheux que je viens d'énoncer, je fis faire, sur la partie interne de chaque cuisse, des frictions avec huit grains de camphre uni à la salive, et je les fis répéter cinq heures après : mon espoir ne fut pas déçu. Les extrémités se réchauffèrent un peu, et les autres symptômes s'adoucirent. Le même moyen fut répété avec plus de succès le lendemain. Les signes qui caractérisent la lypirie se dissipèrent, et je n'eus à combattre que la fièvre gastro-bilieuse qui se termina heureusement. L'effet du camphre fut si marqué, que M. *Laborie*, qui en fut témoin, m'a dit plusieurs fois qu'il attribuait à l'emploi de ce remède le salut du malade.

X.e OBSERVATION.

De l'effet du Camphre dans un cas de fièvre bilieuse catarrhale de mauvais génie.

Un homme âgé de quarante-sept ans, d'un

tempérament bilieux, ayant le genre nerveux très-sensible, l'imagination vive, ressentit, la diathèse catarrhale régnant, une pesanteur de tête, avec envie de vomir. La langue était chargée d'un sédiment très-épais d'un jaune-brun-foncé ; la bouche extrémement mauvaise. La respiration était libre, quoiqu'il y eût une toux assez fatigante. La fièvre accompagnait cet état qui s'annonça le soir sur le tard ; la nuit fut inquiète appelé le lendemain matin, je trouvai le malade accablé. Je prescrivis deux grains de tartre stibié, étendus dans quatre verres d'eau, qui procurèrent des évacuations abondantes par le haut et par le bas. La diète, et les boissons délayantes furent ordonnées. Le soir, la fièvre se soutenant toujours, le pouls était dur et plein, la nuit fut accompagnée d'insomnie et d'agitation ; les urines coulèrent peu, et furent très-bourbeuses. La toux provoquait des crachats pituiteux très-jaunes, et extrémement sanguinolens. Il y eut le soir une exacerbation marquée, le pouls comme la veille, la nuit comme la précédente, les urines rares et de même qualité. La bouche étant très-mauvaise, l'haleine fétide, et la langue toujours considérablement chargée, je fis passer demi-once de magnésie calcinée. Ce laxatif auquel j'avais donné la préférence, à

cause de la douceur de son action, agit de manière à me faire croire à une superpurgation, si
je n'avais pas eu la certitude qu'on n'avait rien
ajouté à mon ordonnance. La toux et l'expectoration (la respiration toujours libre), fatiguaient
le malade. L'exacerbation fut plus forte que celle
des nuits précédentes : le délire se mit de la partie,
il y eut des soubresauts dans les tendons ; un
hoquet très-fort ne laissait que peu de momens
de relâche au sujet, que je trouvai en proie à
tous ces symptômes, le matin du cinquième jour.
Espérant que ces accidens s'adouciraient par la
chûte du redoublement qui était encore marqué,
lors de ma visite, par la chaleur de la peau, la
vivacité et la dureté du pouls, je ne conseillai
qu'une boisson délayante donnée fréquemment,
et en petite quantité. Le soir, sur les cinq heures,
la chaleur était un peu diminuée ; mais les autres
symptômes avaient la même intensité : les urines
n'avaient pas du tout coulé. Avant d'en venir à
la sonde, qui paraissait nécessitée par la suppression de l'urine, et par un soulèvement de la vessie,
je voulus avoir recours au camphre, qui me
semblait indiqué sous plusieurs points de vue.
J'en fis frictionner dix grains à la partie interne
de la cuisse, recommandant de répéter la friction
sur la cuisse opposée, de six heures en six heures,

et de faire sonder le malade, s'il n'avait pas uriné,
lorsque l'heure de la seconde friction serait arrivée ;
on n'eut pas besoin de recourir à l'art, deux
heures après l'emploi du camphre la nature se
suffit. La nuit fut moins orageuse que la précédente, quoique tous les symptômes énoncés eussent lieu. Les urines furent moins rares, mais
toujours de même qualité. La journée du six fut
comme celle du cinq, seulement avec un peu
plus de liberté dans les voies urinaires : il ne fut
rien changé dans l'administration du camphre ;
quatre onces d'émulsion légère, avec addition de
demi-once de sirop de nymphéa, et deux dragmes
de celui de karabé furent données. Cette émulsion ne provoqua pas le sommeil, elle ne diminua
pas non plus le délire, ni une loquacité étonn-
nante qui avait paru avec lui ; peut-être rendit-
elle la nuit un peu moins agitée, et favorisa-t-
elle la transpiration, le malade ayant mouillé
deux chemises. La journée du sept fut très-ora-
geuse, malgré une diminution sensible dans les
soubresauts. Le délire augmenta ; le hoquet, quoique
laissant des intervalles, fut plus violent ; les crachats beaucoup plus chargés de sang. Une douleur
vive se manifesta au côté gauche de la poitrine ;
la respiration devint un peu gênée, le ventre se
météorisa. Je n'ajoutai aux frictions ordinaires,

qu'on continua toujours, que des embrocations sur le ventre avec l'huile camphrée, un sinapisme avec la moutarde et le vinaigre sur la partie douloureuse de la poitrine (ce médicament, dans la plupart des cas, mérite la préférence sur les vésicatoires), et une tisanne légèrement nitrée. J'aurais bien désiré pouvoir lâcher le ventre, le malade étant tourmenté par les vents ; je m'abstins de prescrire des lavemens, ayant une expérience constante que ce moyen est plus nuisible qu'avantageux, quand la flatulence domine. Cet état se soutint jusques dans la soirée du huitième jour. Il est à propos d'observer que le malade assez altéré n'eut jamais la bouche aride, que les urines donnèrent en petite quantité ; elles étaient moins bourbeuses quand le malade les rendait, mais elles le devenaient peu d'instans après. La nuit du huitième jour fut plus calme, et marquée par un peu de transpiration, le malade ayant mouillé une chemise. Tous les symptômes furent sensiblement adoucis le neuvième ; plus de soubresauts ; le hoquet plus rare et moins violent ; la toux diminuée ; peu de sang dans les crachats ; le délire cessé, la loquacité n'existant plus, me firent espérer que la maladie aurait une marche plus douce. Je ne me trompai point : la nuit du neuf se passa sans redoublement marqué, et dans une moiteur soutenue. Le hoquet ne se fit pas sentir (on n'avait employé que vingt grains de camphre) ; il ne reparut que le dixième, vers les dix heures du matin, accompagné d'un peu de chaleur, et d'une augmentation de fièvre ; il fut plus fort et plus précipité ; il cessa cependant avec l'exacerbation sur les quatre heures après midi : la dose de camphre n'avait été que de dix grains ce jour-là. Lavement donné avec succès ; émulsion pour le soir, toux diminuée, peu de sang aux crachats, moiteur soutenue, deux heures de sommeil dans la nuit, urines rares et bour-beuses, la langue toujours sale. Le onzième, la dose du camphre fut reportée à vingt grains ; exacerbation qui dura seulement quatre heures ; hoquet plus faible que jamais, peu de toux, plus de sang, évacuations par le secours d'un lavement, moiteur habituelle ; émulsion comme la veille, sommeil un peu plus long ; purgatif avec tamarins, follicules de séné, fleurs de pêcher, manne administré le douzième : il procura des évacuations très-abondantes de matières bilieuses. L'exacerbation comme celle du onzième, mais sans hoquet. Suspension du camphre, continua-tion de l'eau nitrée qui n'avait pas cessé d'être administrée (la dose de vingt grains dans les vingt-quatre heures) ; émulsion, quatre heures de sommeil, moiteur, urines plus abondantes, toujours les mêmes, langue moins sale ; le treizième, redoublement plus faible, toux insignifiante, même conduite que le onzième ; mais plus de camphre, nuit bonne, sommeil prolongé ; urines comme la veille, langue plus dépouillée, bouillon gras entremêlé avec les bouillons maigres ; conduite comme celle de la veille, mêmes effets. Le quatorzième, le quinzième de même ; purgation le seiziéme, évacuations abondantes, exacerbation presque insensible : point d'autre signe maladif, le dix-septième, qu'un peu de toux, mais très-éloignée.

Ayant cru reconnaître dans cette maladie les bons effets du camphre, je le conseillai à un homme qui, dès le troisième jour d'une maladie catarrhale bilieuse de mauvais génie, éprouva un hoquet extrêmement violent. La première dose (elle était de dix grains) frictionnée sur la partie interne de la cuisse le fit disparaître.

Une chose digne de remarque, relative au premier malade, c'est que le hoquet fut beaucoup augmenté, à deux reprises, par une cuillerée de la potion antispasmodique de *de Haen*, proposée par *Desbois de Rochefort*, dans son *cours élémentaire de matière médicale*, comme un des plus excellens moyens contre le symptôme que j'avais à combattre.

XI.e OBSERVATION.

De l'effet du Camphre dans un cas de rhumatisme goutteux.

Un homme de 40 ans, d'une forte constitution, d'un tempérament bilioso-pituiteux, sujet à des attaques de rhumatisme goutteux, qui, s'étant répétées plusieurs années de suite, et portant particulièrement sur les pieds, y laissèrent un gonflement considérable avec gêne dans la marche, souffrait beaucoup d'une nouvelle attaque. Il était dans l'impossibilité de faire un pas, même dans son appartement. L'application de chaussons de toile cirée, qui, ordinairement, l'avait soulagé, en décidant plus ou moins de transpiration, était sans effet. M'étant assuré des premières voies, je fis frictionner le soir, à l'heure du sommeil, sur la partie interne de chaque cuisse, huit grains de camphre uni à la salive ; mon intention, en proposant ce moyen, était de relever le ton de tout le système cutané, particulièrement celui des extrémités inférieures, et d'y exciter de la sueur; elle eut lieu en effet, et le malade éprouva un mieux, qui lui procura du repos pendant la nuit, et lui permit de faire quelques pas dans la journée. Le remède répété quatre soirs de suite, et porté par gradation à douze grains, mit le sujet dans le cas de descendre journellement d'un 2.e étage.

Voulant m'assurer si la salive favorisait l'absorption, je conseillai l'embrocation avec le camphre dissous dans suffisante quantité d'éther. La sueur ne fournit pas, et le malade ressentit un peu plus de gêne. Le camphre uni de nouveau à la salive, en décidant la transpiration, ramena le calme que les premières frictions avaient produit. Ce moyen soutenu pendant quinze jours, répété quelquefois matin et soir, mais sans provoquer de sueur dans le dernier temps, rendit au sujet la liberté de mouvement qu'il avait eue avant son attaque.

Il n'est pas hors de propos d'observer que le camphre dans ce cas-ci détermina sur les organes de la génération un effet contraire à celui qu'il produisit chez les sujets, dont il est parlé aux 2.e et 3.e observations; l'érection étant, pendant son usage, plus forte qu'auparavant. Une conséquence qui paraît découler de cette différence d'action, c'est que le camphre aurait la propriété de ramener les nerfs à leur ton naturel, qu'il soit dérangé par une force vicieuse, ou qu'il le soit par atonie.

Le défaut d'action du camphre dissous dans l'éther, tandis qu'il avait agi sensiblement, uni à la salive, ne peut pas fournir la preuve que celle-ci mérite la préférence sur les autres menstrues, pour transmettre dans le système absorbant les substances médicamenteuses. J'ai réussi très-souvent, en lui substituant l'alcohol, l'eau de vie, la graisse; M. *Latham* avait fait dissoudre le camphre dans l'huile. Dans le cas que je viens de rapporter, le camphre uni à l'éther n'a pas eu d'action à cause de la grande volatilité de la liqueur qui le tenait en dissolution, et qui, en s'évaporant aussitôt qu'elle a été frictionnée, a enlevé le camphre très-volatil par lui-même, et en a empêché l'absorption.

De l'emploi d'un liniment spiritueux.

Rosen, dans son excellent traité des maladies des enfans, en parlant de la diarrhée, chap. **XI**, propose, entre autres moyens, pour la guérison

de

de la lienterie, de frotter le sujet, matin et soir, sur l'épine du dos, avec le baume de muscade. Le traducteur de cet ouvrage, en observant que les frictions sont trop négligées dans la pratique, cite une observation dont le résultat est bien digne de l'attention du praticien. Peut-être l'aurais-je moins remarqué, si je n'avais pas eu devers moi plusieurs expériences en faveur de la méthode iatroliptice. A son exemple, j'ai employé le liniment qu'il propose, composé de deux onces d'esprit de genièvre, de demi-dragme d'huile de girofle, et d'autant de baume de muscade. J'en ai retiré d'assez heureux effets, pour que je fasse part des résultats qui en ont accompagné l'usage.

Lorsque je fis imprimer, il y a deux ans, mes observations sur les remèdes administrés par la voie de l'absorption cutanée, j'avais vu six fois des diarrhées bilioso-muqueuses, avec faiblesse d'estomac, dégoût, qui avaient résisté à beaucoup de remèdes, céder promptement à des frictions faites matin et soir, avec plein une cuiller à café du liniment cité, que j'avais rendu un peu plus actif, en portant à demi dragme les substances prescrites à un scrupule. Depuis lors, j'ai vu plusieurs fois ce remède réussir dans les mêmes circonstances; mais une observation qui m'a le plus frappé, est celle dont je vais rendre compte.

Un garçon âgé de six ans, éprouvait depuis un an, une diarrhée muqueuse, accompagnée d'un gonflement considérable du ventre. Il était d'une maigreur excessive, quoiqu'il eût un appétit désordonné. Tous les remèdes que des médecins instruits avaient employés, étaient demeurés sans effet. J'en avais conseillé moi-même quelques-uns auxquels on n'avait pas eu recours avant de me consulter, et je n'avais pas obtenu plus de succès. Je ne vis d'autre ressource que celle que pouvait m'offrir le liniment spiritueux : on le frictionna à la dose d'une cuillerée à café, sur l'épine du dos, trois fois le jour : après deux fois vingt-quatre heures, il y eut un mieux sensible. Le quatrième jour expiré, la diarrhée eut cessé : on continua le remède encore une vingtaine de jours, et l'enfant se rétablit parfaitement.

Ce n'est pas seulement dans des cas de diarrhée que j'ai vu ce liniment avoir de l'efficacité, il m'a réussi dans d'autres maladies.

De l'effet du liniment spiritueux dans le Chorea S.ti Viti.

I.e OBSERVATION.

Un garçon de neuf ans, d'une constitution délicate, ayant la lymphe viciée, fut attaqué du *Chorea S.ti Viti*, d'une manière forte : l'enfant se refusant à tous les remèdes, je le fis frictionner sur l'épine du dos, avec le liniment. Dans l'espace d'un mois, on n'observa plus de mouvement convulsif. Il continua encore, un mois environ, le remède, et il prit le petit lait pour émousser un peu son action tonique trop long-temps soutenue. Depuis plus de trois ans que cette cure est opérée, le sujet s'est bien porté, et n'a pas éprouvé le plus léger mouvement convulsif.

IIe OBSERVATION.

Une fille âgée de quatre ans, était atteinte de la même maladie, à un degré moins intense : je proposai le même moyen qui n'eut pas un effet aussi prompt, parce que l'on ne mit pas dans son administration la même exactitude. L'enfant, après cinq ou six jours de son usage, éprouva du mieux; le liniment ne fut plus employé. Les mouvemens convulsifs devenant plus forts, on y eut de nouveau recours : un nouvel amendement décida une nouvelle suspension. Le remède fut pris et quitté dix fois au moins dans quatre mois : on mit à la fin plus de constance dans l'emploi du moyen, et au bout du cinquème mois, il produisit l'effet le plus heureux.

Depuis deux ans environ, que cette cure est opérée, il ne s'est manifesté chez l'enfant qui a éprouvé quelques dérangemens dans sa santé, aucun symptôme qui annonçât ni mobilité, ni vibratilité vicieuses du système neiveux.

J'ai employé le même remède chez deux femmes grosses, et j'ai lieu de croire qu'il a été utile à toutes les deux, pour prévenir une fausse couche. La présomption de ses bons effets étant cependant plus forte dans un cas que dans l'autre.

I.e OBSERVATION.

Une dame qui était accouchée heureusement une fois, devint grosse dix-huit mois après. La grossesse marcha sans accident, jusqu'à ce qu'elle eût atteint le cinquième mois. Alors, sans causes manifestes, elle éprouva une perte de sang qui se soutint pendant une vingtaine de jours, époque à laquelle la fausse couche eut lieu. Quelques mois après cet accident, une nouvelle grossesse s'annonça ; à l'approche de l'époque où elle avait vu s'évanouir l'espoir de devenir encore mère, elle prit plusieurs précautions indiquées par un accoucheur habile, M. *Bourquenod*, et parmi lesquelles, le repos le plus parfait avait été recommandé. L'observation la plus exacte des règles prescrites ne put point prévenir l'événement qu'on craignait. M. *Bourquenod* pensant que ces deux fausses couches successives dépendaient de la faiblesse de la matrice, proposa les douches des eaux de Balaruc faites à la source, et avant une autre grossesse. Des raisons particulières prises de la constitution de cette dame, m'engagèrent à m'opposer à l'emploi de ce moyen très-recommandable, d'ailleurs, en pareil cas, lorsqu'il n'y a pas de contr'indications, et je l'assurai positivement que je préviendrais l'accident qu'elle redoutait, si elle devenait encore grosse, au moyen d'une liqueur appliquée sur la région lombaire. Je sais douter, et je n'avais point la confiance que je tâchais de lui inspirer, mais je voulais prévenir les suites de l'affection morale que ne pouvait pas manquer de provoquer le refus de la laisser user d'un remède dont on lui avait beaucoup vanté l'efficacité. Cette dame étant devenue grosse, je conseillai vers le milieu du troisième mois, des frictions sur l'épine du dos, et particulièrement sur la région des lombes, répétées matin et soir , avec le liniment spiritueux. Elles furent faites avec exactitude pendant environ deux mois , en les suspendant de temps en temps, et par ce moyen , aidé d'un peu de repos jusques au cinquième mois, la grossesse parvint à son terme sans nul accident , et cette dame accoucha très-heureusement.

II.e OBSERVATION.

Une autre dame, entre le quatrième et le cinquième mois de sa première grossesse, pendant le cours de laquelle elle s'était bien portée, à la sensation près d'un peu de faiblesse dans la région lombaire, éprouva une augmentation si marquée de ce symptôme, qu'elle avait de la peine à se soutenir : elle ressentait de plus un poids gênant vers le petit bassin. Craignant une fausse couche par l'état asthénique de la matrice , cause d'autant plus probable, que la dame est d'une constitution faible , je prescrivis le même moyen que dans le cas ci-dessus. A mesure qu'on l'employa, l'asthénie locale et générale disparut, les deux derniers mois de la grossesse ne donnèrent lieu à aucune crainte , la dame agissant librement , quoiqu'elle eût abandonné les frictions, et elle accoucha à terme sans nul accident.

De l'emplâtre de Rustaing, *pour prévenir les suites fâcheuses du lait chez les femmes accouchées, ou qui veulent sevrer.*

La déviation du lait chez les femmes doit être regardée comme une cause très-fréquente du dérangement de leur santé. Elle décide quelquefois des maladies aiguës très-graves , et presque toujours mortelles , quand elles ſsont méconnues ou mal traitées , et plus souvent des maladies chroniques d'un diagnostic difficile , surtout pour les médecins qui ne veulent pas admettre la cause qui les produit , ou qui la regardent comme de peu de conséquence. Un remède qui , par sa seule application sur le sein , peut prévenir l'une et l'autre de ces maladies , doit être d'un très-grand prix , et c'est ce que l'on obtient de l'emplâtre de *Rustaing.* Pour m'en approprier la découverte , je ne le présenterai pas sous un autre nom , je vais dire avec ma loyauté ordinaite , comment j'en ai eu la recette , et comment j'ai été conduit à en user.

Une dame Hollandaise , très-respectable , à l'assertion de laquelle je pouvais croire , m'assura qu'à Amsterdam on prévenait les maladies laiteuses, chez les femmes qui ne voulaient pas nourrir, par l'application sur le sein de l'emplâtre dont je parle, et dont elle me donna la composition. Elle en avait usé elle-même avec le plus grand succès. J'en fis l'essai, et je n'eus qu'à me louer de m'en être servi

Une expérience seule, surtout en pareil cas, ne pouvant pas établir la bonté d'une méthode, je l'ai souvent répétée, et toujours avec assez d'avantage, pour croire à l'efficacité du remède. Je n'ai pas perdu de vue des femmes à qui j'ai fait appliquer l'emplâtre, il y a douze ans, et elles n'ont pas ressenti la plus légère incommodité qu'on ait pu rapporter à la matière laiteuse, quoique quelques-unes ne soient plus devenues mères. Plusieurs de celles qui ont usé de ce moyen avaient eu plus d'une fois, après leur couches, des maladies graves occasionées par le lait, et elles en ont été à l'abri en s'en servant. Une observation, entr'autres, que je vais rapporter a tellement affermi la confiance qu'il m'avait inspirée, que je le regarde comme d'un effet presque sur.

Une dame étant accouchée cinq fois, sans que le lait se portât jamais au sein, avait eu, après chaque couche, une maladie grave décidée par la matière laiteuse qui, deux fois, avait porté sur la poitrine, au point de présenter tous les symptômes qui caractérisent une phthisie pulmonaire. Cette dame était tellement disposée à recevoir une impression fâcheuse du lait, que la maladie la plus forte qu'elle ait essuyée, et qui faisait beaucoup craindre pour ses jours, avait été décidée par une fausse couche de trois mois : j'avais eu cependant la précaution de lui faire prendre pendant plus de vingt jours le petit lait de *Veisse*, dont elle avait toujours retiré le plus grand bien contre les maladies laiteuses qu'elle avait déjà éprouvées. Quatre mois après cette époque, elle fut à Perpignan : peu de temps après son arrivée, sa santé se dérangea, elle crut reconnaître le principe laiteux, d'après le parallèle qu'elle fit des symptômes actuels, et de ceux qui s'étaient manifestés lors de ses autres maladies. Le médecin à qui elle fit part de ses craintes ne les trouva nullement fondées, lorsqu'il sut surtout qu'elle n'avait porté l'enfant que jusqu'à trois mois, et que par une précaution qu'il appellait ridicule, j'avais prescrit des remèdes anti-laiteux.

Cette dame voyant son état empirer, revint auprès de moi : trois mois s'étaient écoulés depuis son départ; elle était en fièvre lente, ayant un redoublement chaque soir, une gêne considérable dans la respiration, une toux fatigante par sa présence, et les efforts qu'elle était obligée de faire pour rendre des crachats puriformes; le dégoût, et un amaigrissement frappant accompagnaient l'état fâcheux de la poitrine. Sa santé se rétablit au moyen des adoucissans combinés avec le petit lait de *Veisse* qu'elle prit ensuite seul pendant deux mois.

Je ne crois pas hors de propos, en parlant de ce remède, qui par une combinaison heureuse et rare produit des effets étonnans, d'en rapporter la recette inconnue à bien des gens de l'art, et défigurée par beaucoup d'autres, qui, dans l'espoir d'obtenir des succès plus prompts, augmentent la dose des ingrédiens, et diminuent par-là son action salutaire. Cette remarque est sûre ; elle avait été faite par mon illustre maître M. de *Lamure*. J'ai été dans le cas de faire, plus d'une fois, la même observation.

Dans seize onces de petit lait de vache ou de chèvre, bien clarifié et coulé, faites infuser à chaud, et pendant la nuit ;

Follicules de séné,
Sel d'epsom, } de chaque demi-dragme.

Sommités fleuries d'hy-
péricum,
Gallium luteum,
Fleurs de sureau, } de chaque un scrupule.

Coulez le matin et divisez en deux parties, à prendre à une heure d'intervalle l'une de l'autre. On peut en diminuer la dose, suivant les circonstances, mais en gardant toujours les proportions établies entre le véhicule et les ingrédiens.

La dame dont je viens de parler ayant recouvré une santé parfaite, devint grosse, et accoucha heureusement à terme. Je lui conseillai l'application de l'emplâtre de *Rustaing*, et depuis cinq ans, elle n'a pas éprouvé la plus légère indisposition. J'avais vu de si bons effets de ce remède, que je n'attendais pour en parler, qu'une observation concluante : celle que je viens de citer me paraît l'être.

Recette de l'emplâtre.

Prenez,

Litharge d'or, deux livres.

Huile d'olives, deux livres et demie.

Cire jaune, une livre.

Térébenthine de Chio,

Huile de laurier, } de chaque quatre onces.

Gomme opoponax, deux onces et demie.

Bdellium,

Gomme ammoniaque,

Sarcocolle,

Oliban, } de chaque deux onces.

Mastich,

Mirrhe en larmes,

Aloës succotrin, une once.

Racines d'aristoloches, deux onces.

Camphre rafiné, trois onces,

Faites, suivant l'art, un emplâtre.

Cet emplâtre ainsi préparé réussit ; mais il a plus d'activité, d'après quelques additions qu'y a faites M. *Pouzin*, pharmacien de réputation de notre commune : additions qui le rendent très-avantageux contre les tumeurs froides.

Manière de s'en servir.

On étend l'emplâtre sur deux écussons de peau
très-douce, coupés en rond, et qui doivent avoir
un peu plus de circonférence que le sein. Quatre
onces suffisent ordinairement pour les garnir. On
fait une petite ouverture, un peu plus haut
que le milieu de l'écusson pour donner passage
au mamelon. Quelques heures après l'accouchement, on les applique sur les seins, en les recouvrant de linges chauds qu'on renouvelle de
temps en temps. Cet emplâtre doit rester appliqué
neuf jours : on l'enlève après ce terme. On né-
toie le sein avec de l'huile chaude ou du beurre
fondu. La couleur de la peau demeure altérée
pendant quelque temps ; mais elle reprend peu à
peu sa douceur, et son coloris naturel.

Régime à suivre.

Dans les premiers essais que je fis de ce remède, pour que les expériences ne me laissas-
sent pas de doute sur son efficacité, j'interdisis
toute boisson diurétique : je tins les sujets aux
bouillons maigres jusqu'après la fièvre de lait, et
je leur permis, cette époque passée, des alimens

solides , mais avec ménagement, leur faisant prendre un purgatif minoratif après le neuvième jour. Quoique je n'eusse qu'à me louer de cette pratique , je crus prudent de m'informer auprès du chirurgien Hollandais, qni avait donné la recette à la dame de qui je la tenais , si l'application de l'emplâtre exigeait quelque régime particulier , quelques secours auxiliaires : si quelquefois elle était suivie d'accidens , et de quelle nature ; quels étaient les moyens d'y remédier? Voici la réponse qu'il eut la bonté de me faire.

« Il y a plus de quarante ans que je m'occupe
» de l'art des accouchemens , et que j'emploie
» l'emplâtre de *Rustaing* chez les femmes qui ne
» veulent pas nourrir. Jamais ce remède n'a
» trompé mon attente, et jamais son applica-
» tion n'a été suivie d'accidens. Le seul incon-
» vénient que je lui ai reconnu, c'est de déter-
» miner chez quelques personnes, dont la peau
» est extrêmement irritable, une inflammation
» érysipélateuse. Je fais, dans ce cas, enlever
» l'emplâtre, auquel je substitue l'application,
» aux aisselles, de lin trempé dans de l'eau de
» vie camphrée (1). Ce moyen me réussit éga-

―――――――――――――――――

(1) Je crois qu'on pourrait substituer avec avantage , à

» lement, mais il agit avec beaucoup plus de
» lenteur. Le régime que vous avez indiqué est
» celui que je fais suivre. Les malades ne doi-
» vent boire qu'à leur soif, et prendre, après
» le neuvième jour, un purgatif doux ».

« Les nourrices qui veulent sevrer, se servent de
» l'emplâtre avec un égal succès : il faut qu'elles
» aient le soin avant de l'appliquer, de faire'
» vider leurs seins autant qu'il est possible. Au
» lieu d'enlever l'emplâtre après neuf jours, elles
» le garderont pendant douze ou quinz e ».

Cette réponse m'enhardit à conseiller ce remède.
Il a produit de si bons effets, que les accou-
cheurs de Montpellier , M. *Bourquenod* surtout,
l'emploient journellement, quoique, dans les premiers temps il s'opposât à son usage (1) ; et il
m'a assuré n'avoir jamais eu à s'en plaindre.

L'application de l'emplâtre n'empêche pas que
le sein ne se gonfle à l'époque de la fièvre de
lait, ou après qu'on a cessé de donner à téter.

---

cette application, chez les femmes, surtout, qui ne sup-
porteraient pas constamment l'odeur du camphre, des frictions faites avec cette substance, sur la partie interne
des bras.

(1) M. BOURQUENOD, dont l'assertion ne peut pas être
suspectée, si les talens et le mérite inspirent de la con-

Le gonflement quelquefois fort considérable, se soutient trois, quatre, et cinq jours, sans qu'il en résulte le moindre accident; il se dissipe après ce terme.

Un autre remède qui m'a été indiqué par une femme qui s'en était servie souvent, m'a égale-

---

fiance pour l'exploration des faits, m'a assuré qu'il avait plus de cent observations en faveur de l'efficacité de l'emplâtre de RUSTAING. Il a même vu une tumeur laiteuse, d'un gros volume, survenue à l'aine, se dissiper en peu de jours par l'application de ce remède.

J'ai été le témoin de la diminution sensible d'une glande qu'une dame portait au sein depuis plusieurs années; cette glande s'était formée après le sevrage. Elle n'avait pas été diminuée par de nouvelles grossesses et de nouveaux allaitemens. Cette dame, pendant qu'elle nourrissait, ayant éprouvé un rhumatisme aigu qui dégénéra en chronique, fut obligée de cesser de nourrir. Les remèdes que sa maladie exigeait n'empêchant pas que le lait ne se portât abondamment au sein, j'eus recours aux emplâtres; non-seulement je prévins les suites laiteuses, mais la glande qui existait auparavant, comme je l'ai dit, se dissipa en grande partie, et n'a plus acquis le volume qu'elle avait eu.

M. BOURQUENOD a observé, comme moi, que les femmes qui nourrissaient depuis quelque temps avaient besoin d'une diète plus rigoureuse et plus soutenue, pour obtenir les bons effets que procure ordinairement l'application de l'emplâtre à celles qui n'ont pas mis l'enfant au sein pendant la couche actuelle. Il est très-avantageux,

ment

ment réussi plusieurs fois, c'est un cataplasme de pois qu'on renouvelle quatre ou cinq fois dans les vingt-quatre heures, et dont on continue l'application pendant dix ou douze jours. Quoique je n'aie pas de grands reproches à lui faire, je ne l'ai pas trouvé aussi efficace que l'emplâtre de *Rustaing*. Quelques femmes après l'avoir employé, ont eu encore du lait au sein, et ont eu besoin d'avoir recours à des moyens dont l'usage de l'emplâtre les eût dispensées. Malgré cet inconvénient, l'application des pois, n'est pas à mépriser, si l'on n'a pas l'emplâtre, ou si la peau n'en supporte pas l'action : elle dispenserait d'user, aussi long-temps qu'il serait nécessaire sans

---

dans ce cas, de faire boire quelque tisanne appropriée. Une des plus efficaces, et qui m'a souvent réussi contre des maladies laiteuses assez graves, est la décoction de liège. Cette écorce rapée, on en fait bouillir deux scrupules, dans deux pintes d'eau, jusqu'à la réduction de moitié. On en donne un verre (six onces environ), le matin à jeun ; un second, une heure avant le dîner, et un troisième, quatre ou cinq heures après ce repas. On soutient l'usage de ce remède pendant 8 ou 10 jours, en y ajoutant s'il procurait quelque constriction au gosier, un peu de sirop dés capillaires ou de nymphea : un lavement préparé avec une forte décoction de persil, pris chaque jour, augmente l'efficacité de ce remède.

ce moyen, du petit lait de *Veisse*, de purgatifs d'un autre genre , et d'apéritifs.

Emploi de l'opium en frictions.

Il n'est pas de médecin qui n'ait employé l'opium à l'intérieur dans des cas pareils à ceux que je vais rapporter ; qui ne s'en soit servi à l'extérieur pour calmer la douleur, en l'appliquant sur le lieu même où elle se faisait sentir ; il en est même qui l'ont employé en frictions, dans la vue de provoquer le sommeil, et qui en ont obtenu l'effet qu'ils cherchaient à produire (1),

---

(1) Le docteur RICHARD DE LA PRADE rapporte qu'une femme de 52 ans, atteinte d'une fièvre putride, avec un mal de tête violent, insomnie, et douleur vive à l'épaule droite, avait une répugnance invincible pour toute espèce de narcotique, par la persuasion qu'on avait tué sa mère avec de l'opium. Ce praticien fit frotter l'épaule affectée avec l'huile d'amandes, le blanc de baleine, et 60 gouttes de laudanum liquide. Par ce moyen, la malade reposa. Cette application fut réitérée avec le même résultat, en faisant augmenter tous les jours la dose de laudanum ; de sorte qu'elle fut portée à plus de 300 gouttes par friction, sans produire aucun mauvais effet. Eclairé par cette observation, il a depuis employé le même remède en frictions, sur les tempes, le long des vertèbres cervicales et dorsales, et toujours avec un égal succès

mais je crois être le premier, le seul qui en a étendu l'usage par la méthode iatroliptice. Le praticien me devra d'avoir augmenté ses ressources, en lui présentant un mode auquel il n'avait pas pensé, et qui le met dans le cas de porter à de très-hautes doses un remède précieux par ses qualités tonique et calmante, en même temps, sans qu'il ait à en craindre les dangereux effets sur l'estomac, et particulièrement sur la tête. Il pourra l'employer comme curatif dans des circonstances où il ne serait que palliatif, si la manière de l'administrer ne le privait pas de sa propriété stupéfiante, qui empêcherait souvent de le donner à la quantité qu'il faudrait pour guérir.

Quel est l'individu qui supporterait dans les vingt-quatre heures, douze, vingt-quatre, trente-six, quarante-huit grains d'opium pris intérieurement, excepté dans quelques cas particuliers, et qui se voient rarement dans la pratique; la dose de ce remède devant toujours être proportionnée à l'intensité des symptômes nerveux que l'on a à combattre (1); quelque sympathie qui existe entre

____

(1) **Valisneri** écrit à **Lanzoni** qu'un jaloux donna à sa concubine une forte dose de cantharides. L'estomac et

l'épigastre et l'organe cutané, qu'elles sont les affections spasmodiques graves de la peau qu'on oserait attaquer par l'opium pris intérieurement, s'il fallait pour les détruire de fortes doses de cette substance? Quoique sa manière d'agir soit bien différente, employée en frictions, ou avalée, je ne prétends pas qu'il faille l'administrer sans pré-

---

les intestins s'enflammèrent et s'ulcérèrent profondément. La femme poussa des hurlemens continuels arrachés par la douleur. Pour la faire taire une fois pour toutes, le jaloux lui fait prendre deux gros de laudanum solide. Qu'arrive-t-il? La femme dort trois jours et trois nuits, s'éveille, ne souffre plus, demande à manger; la voilà guérie.

FALLOPE rapporte qu'un criminel prit impunément deux gros d'opium avant le retour d'un accès de fièvre quarte, et que la même dose de ce remède le fit périr, lorsqu'on la lui fit prendre dans un autre temps.

J'ai donné moi-même dans un cas de *Tetanos* occasioné par une plaie d'arme à feu qui avait lésé l'aponévrose plantaire, cent quatre-vingt grains d'extrait d'opium préparé par longue digestion, combiné avec une plus forte dose de musc, dans l'espace de trente-six heures, sans que le malade eût un instant de sommeil. Le remède décida une sueur extrémement abondante, qui aurait pu devenir salutaire, si le sujet, dans un moment d'impatience, n'eût sauté à bas du lit, et supprimé brusquement, par cette imprudence, la sueur. Il périt deux heures après,

caution, et qu'on ne doive pas consulter l'idyosincrasie du sujet. J'observerai cependant que j'ai trouvé peu d'individus chez lesquels l'opium administré en frictions, et à ma manière, ait produit un effet narcotique (1).

Peut-être la préparation fort simple que je

---

(1) La seule personne chez laquelle j'aie observé l'effet narcotique de la dissolution d'opium, est M. MEJAN professeur de clinique externe à la célèbre École de santé de Montpellier. Il ressentait une suffocation qu'il croyait spasmodique. Je lui proposai de se frictionner avec une once de teinture antispasmodique; il n'en employa que le tiers contenant quatre grains de cette substance, parce qu'il a toujours éprouvé que la plus petite dose de ce médicament fait chez lui une impression forte, et il fut obligé, douze heures après s'en être servi avec quelque soulagement, d'avoir recours au vin, pour en détruire les effets sur la tête.

On pourra trouver extraordinaire que ne nommant pas les sujets qui m'ont fourni les observations que je présente, je nomme celui-ci. Cette attention me paraît fort inutile; l'écrivain qui créerait un fait, trouverait aisément un nom. Je n'ai pas voulu taire celui de M. MEJAN, parce que j'ai du plaisir, en parlant de lui, à dire que si tous ceux qui professent l'art de guérir lui ressemblaient, il y aurait plus de gens instruits, et la société posséderait plus de gens estimables.

lui fais subir (1) lui fait-elle perdre, en grande partie, sa qualité narcotique, et faut-il, pour qu'elle se manifeste, une disposition toute particulière à en éprouver cette action, comme dans le cas que je viens de citer ? Je ne chercherai pas à résoudre ce problème, dont la solution exigerait que je me fusse assuré si la dissolution, dont je me sers, contient les mêmes principes que les différentes préparations qu'on donne à l'intérieur, et qui procurent le sommeil. Un chimiste qui en aura le temps s'occupera, s'il le veut, de ces recherches : je me suis borné à en observer les effets, en pensant qu'ils devaient être très-peu narcotiques, d'après les lois de la sympathie.

---

(1) Je fais dissoudre l'opium cru dans l'eau de vie, et le fais filtrer la liqueur. J'ai augmenté graduellement la dose d'opium jusqu'à douze grains par once de véhicule. J'appelerai cette teinture antispasmodique, lorsque je présenterai les cas dans lesquels je l'ai employée filtrée, et lorsque je m'en serai servi sans l'avoir faite passer au filtre, j'indiquerai sa quantité d'ingrédiens et de menstrue, dont elle était composée. J'aurai la même attention pour les gradations que j'ai observées avant d'être parvenu à la dose de douze grains, que je n'ai pas dépassée quoiqu'on pût la porter plus loin. J'avais fait préparer également une teinture avec le vinaigre, au cas que l'opium dissous dans l'eau de vie, qui est son menstrue le plus approprié, conservât, contre mon attente, une qualité trop narcotique ; je ne m'en suis pas servi.

Celle qui existe entre les systèmes cutané, cellulaire, lymphatique, et l'intérieur de la tête, n'étant pas aussi directe que celle qui a lieu entre la tête et l'estomac, ou le tube intestinal, il faudrait une beaucoup plus grande quantité d'opium appliqué à l'extérieur, que pris intérieurement, pour déterminer la même action sur la tête, quand même on admettrait, ce qui l'affaiblirait toujours, un double effet sympathique; le premier, des tégumens à l'épigastre, ou aux intestins; le second, de ces viscères sur le cerveau.

Ce que j'ai cru remarquer, c'est que la dissolution non filtrée est plus active que celle qui a passé par le filtre. Il m'a paru également que l'addition du camphre ajoutait à l'action tonique et antispasmodique de l'opium, et c'est ce que l'on éprouve quand on donne à l'intérieur ces deux substances combinées.

Les avantages que j'avais retiré de la teinture de quinquina, de celle de digitale pourprée, me firent penser d'employer l'opium de la même manière. Cette préparation m'offrait, d'ailleurs, la facilité de l'ordonner, sans être exposé à la résistance, et peut-être au refus de la plupart des malades qui auraient été effrayés par la nature

du remède : et je la prescrivais sous le nom de
teinture antispasmodique , à laquelle j'ajoutais
par fois du camphre.

I.e OBSERVATION.

*Des effets de l'opium combiné avec le Camphre
dissous dans l'eau de vie , dans un cas de suppression du flux menstruel, décidée par une
cause morale.*

Une demoiselle âgée de dix-huit ans , d'un
tempérament bilieux , ayant le genre nerveux extrêmement sensible , éprouvait depuis deux mois
et demi , à la suite de quelque chagrin , une
suppression du flux menstruel. Le dérangement
des fonctions de la matrice était accompagné
d'insomnie , d'inquiétude générale , de dégoût. J'ordonnai qu'on frictionnât la partie interne de
chaque cuisse , avec la dissolution de six grains
d'opium cru , et de douze grains de camphre ,
dans quatre onces d'eau de vie , et qu'on en employât une cuillerée à bouche pour chaque friction. L'opération faite deux jours de suite ,
matin et soir, les règles coulèrent abondamment,
quoique ce ne fût pas l'époque du mois , à

laquelle elles paraissaient pour l'ordinaire , et la demoiselle reprit sa santé.

II.e OBSERVATION.

Des effets de la teinture antispasmodique camphrée , dans un cas de suppression du flux menstruel.

Une dame âgée de dix-sept ans , d'une constitution délicate , ayant la lymphe épaisse , éprouvait depuis huit jours seulement , une suppression du flux menstruel , accompagnée de pesanteur de tête , de mal-aise. On ne pouvait pas soupçonner de grossesse , et j'avais à craindre que le retard ne se prolongeât , d'après ceux que cette dame avait éprouvés avant son mariage, et qui, plusieurs fois , avaient procuré des dérangemens graves dans sa santé. Je prescrivis la teinture antispasmodique à laquelle je fis ajouter demi-dragme de camphre , sur deux onces de teinture. On en employa demi-once , de quatre heures en quatre heures ; à la quatrième friction, les règles parurent , et coulèrent abondamment comme à l'ordinaire.

III.e Observation.

Des effets de la teinture antispasmodique, dans un cas de suppression du flux menstruel, accompagnée de mouvemens convulsifs.

Une demoiselle âgée de vingt ans, d'une bonne constitution, mais douée de beaucoup de sensibilité, d'un tempérament sanguin-bilieux, chez laquelle le flux menstruel n'avait, dans aucune occasion, éprouvé de dérangement, essuya un chagrin bien propre à l'affecter vivement, dans le moment même où les règles étaient établies. Il survint une suppression qui résista aux moyens qui réussissent en pareil cas. Ce dérangement dans le flux périodique s'accompagna de mouvemens convulsifs violens, qui cédèrent à l'usage du petit lait altéré avec les plantes antispasmodiques, et à celui des bains, mais sans que les règles reparussent à l'époque accoutumée, quoique pour les provoquer on employât les frictions sèches, et les bains de jambes sinapisés. Le petit lait et les bains ordinaires furent continués : à l'approche de l'époque, on eut de nouveau recours aux frictions, et aux bains de jambes avec addition de moutarde ; tout fut inutile. Plusieurs jours s'étaient écoulés dans une attente vaine, lorsque je me décidai à employer la teinture antispasmodique (elle contenait huit grains d'opium par once d'eau de vie) : on en frictionna, matin et soir, une once sur la partie interne de chaque cuisse et sur le ventre. A la huitième friction, les règles parurent en plus petite quantité qu'à l'ordinaire, mais les frictions continuées encore deux jours, le sang coula avec autant d'abondance qu'avant l'accident qui avait dérangé le flux périodique. Tout remède fut suspendu, et la nature reprit sa marche accoutumée.

I V.e OBSERVATION.

Des effets de la teinture antispasmodique, dans un cas de suppression du flux menstruel, par cause morale.

Une demoiselle âgée de vingt-quatre ans, d'une constitution assez forte, bien réglée, mais perdant peu habituellement, me consulta pour une suppression du flux menstruel, qui ne datait que de dix jours. Le premier jour de retard lui avait donné des inquiétudes très-vives qui, sans être fondées, allaient croissant, à mesure que le retard se prolongeait. J'eus recours à la teinture antispasmodique préparée à huit grains, et administrée comme dans le cas précédent. On se frictionna trois fois par jour : après la sixième friction, le sang parut. On crut pouvoir cesser le remède. Le flux fut très-peu abondant, et se supprima le lendemain. Appelé de nouveau, quatre jours après, je fis répéter le même moyen ; six onces de teinture furent encore employées. Le remède agit d'une manière si énergique, qu'en comparant le flux actuel avec celui de chaque mois, il présentait tous les caractères d'une perte, au point que je fus obligé d'employer des remèdes pour le faire cesser.

V.e OBSERVATION.

Des effets de la teinture antispasmodique, et de ceux de la dissolution d'opium non filtrée, avec addition de camphre, dans un cas de suppression du flux menstruel.

Une demoiselle, d'un caractère flegmatique, âgée de quatorze ans, réglée à douze, qui, depuis cette époque, n'avait pas éprouvé le moindre dérangement dans le cours du flux menstruel, avait passé deux époques sans que les règles eussent paru. Nulle altération sensible de la santé ne semblait avoir décidé cette suppression , qui était cependant accompagnée de pesanteur de tête , d'engourdissement, de lassitude dans les cuisses et les jambes. Naturellement peu vive , cette demoiselle était de la plus grande insouciance pour les exercices qui lui plaisaient le plus auparavant. Quatre jours avant l'époque où les règles reprenant leur cours auraient dû paraître, je fus consulté. Je prescrivis six onces de teinture antispasmodique , à laquelle on ajouta deux onces d'eau de vie. Les frictions furent faites trois fois le jour, sur les cuisses et le ventre, en employant chaque fois une once de liqueur. La quantité prescrite de teinture fut épuisée , sans que les règles parussent. Nul changement en bien n'ayant lieu, et trouvant le pouls mou et lent, je conseillai de nouvelles frictions avec douze grains d'opium cru et une dragme de camphre dissous dans quatre onces d'eau de vie , qu'on ne filtra pas. Les trois quarts de la dose employés , les règles reprirent leur cours accoutumé, et tous les symptômes qui accompagnaient leur suppression se dissipèrent, le pouls ayant perdu de sa mollesse et de sa lenteur.

VIe. OBSERVATION.

*Des effets de la teinture antispasmodique, com-
binée avec le bain de jambes sinapisé, dans un
cas de suppression du flux menstruel.*

Une dame âgée de trente ans, d'un tempérament bilieux, ayant le genre nerveux très-
sensible, avait essuyé plusieurs accès de fièvre
tierce qui avaient cédé à des purgatifs et au
quinquina. Convalescente depuis plusieurs jours,
elle eut, sans avoir commis d'imprudence, un
accès très-marqué. Comme elle éprouvait un retard de dix jours dans ses règles, je crus devoir
attribuer ce retour de fièvre à la suppression du
flux menstruel. J'ordonnai des frictions avec la
teinture antispasmodique, qui, dans la circonstance actuelle, me paraissait le meilleur fébrifuge, et qui, sous ce point de vue, m'offrait,
d'après plusieurs expériences, dont je rendrai
compte plus bas, la plus grande utilité, quand
même elle n'agirait pas comme emménagogue.
Je conseillai également un bain de jambes sinapisé. La malade employa le soir une once de
teinture; le lendemain matin elle répéta les frictions et prit le bain. La teinture fut encore mise

deux fois en usage, à l'heure du coucher, et à celle du lever : les règles parurent vers le milieu de la journée, et la fièvre ne se fit pas sentir.

Si je n'avais que cette observation à présenter en faveur de l'effet emménagogue de l'opium, elle ne serait, sans doute, pas concluante, le retour des règles pouvant être attribué au bain sinapisé. Sa qualité fébrifuge ne serait pas plus démontrée, le bain ayant pu également faire cesser la fièvre (1); mais le succès que j'ai obtenu

---

(1) J'ignore si d'autres praticiens que moi ont guéri des fièvres intermittentes par le moyen des bains sinapisés : je les ai vu réussir complétement contre cette maladie. Un homme âgé de 40 ans, d'un tempérament bilieux, ayant le genre nerveux extrêmement sensible, éprouvait le quatrième accès d'une fièvre intermittente double tierce, quand il me fit appeller. Le froid assez vif, par lequel débutait l'accès, n'était pas de longue durée; il était suivi d'une chaleur âcre et sèche qui fatiguait le sujet, mais beaucoup moins que des douleurs de tête d'une violence extrême, et qui se soutenaient pendant dix heures le jour où l'accès était le plus fort, et pendant six heures le lendemain. L'un s'annonçait à une heure de l'après-midi, et durait jusqu'à minuit; l'autre plus faible ne durait que sept à huit heures, en débutant à sept heures du matin. Un émétique avait été placé, dès le premier jour de la maladie, et à en juger par l'état de la langue, on aurait pu administrer un purgatif, sans manquer aux règles de l'art. En considérant l'excessive sensibilité de l'individu, je pensai que la

de la teinture antispasmodique, dans le cas de suppression du flux menstruel, et dans le cas de fièvre intermittente, me fait penser que dans celui-ci, elle a été du plus grand secours.

---

fièvre était nerveuse spasmodique, et qu'avant d'avoir recours aux évacuans ; il fallait rompre le spasme, ou le déplacer. J'ordonnai un bain de jambes animé avec demi-livre de moutarde, à prendre dans la nuit, dès que la fièvre aurait cessé. L'ordonnance ayant été exécutée, l'accès du lendemain qui était le moins fort, perdit de sa violence, et un peu de sa durée. Cette diminution me fit espérer que le moyen que je n'avais indiqué que comme palliatif, pourrait devenir curatif. Je prescrivis un second bain sinapisé, pour le soir, et un troisième pour le lendemain, celui-ci placé deux heures seulement avant l'invasion de la fièvre. Le succès surpassa mon attente. Le froid fut à peine sensible ; les douleurs de tête furent infiniment moindres, et l'accès ne dura que sept ou huit heures. J'insistai sur le même remède employé à cinq heures du matin, l'accès devant venir à sept ; il eut lieu, mais marqué seulement par un peu de réfrigération, par une chaleur très-douce, sans douleur de tête. Encore deux bains comme l'avant-veille, et le sujet fut entièrement délivré de sa fièvre. Quoique la langue restât sale, je ne jugeai pas à propos de donner de purgatif, je prescrivis de la nourriture prise avec ménagement, et le malade se rétablit sans éprouver le plus léger ressentiment de douleur à la tête.

Cette observation ne me fait pas voir dans la moutarde une qualité fébrifuge (ce remède a agi, comme le font

VII.e

VII.e OBSERVATION.

De l'effet de la teinture antispasmodique, dans un cas d'irrégularité du flux menstruel, accompagnée de mouvemens convulsifs.

Une dame âgée de vingt-quatre ans, d'une constitution délicate, d'un tempérament bilieux, depuis sa dernière couche qui datait de huit mois, éprouvait un dérangement dans le flux menstruel; il se retardait à chaque époque de dix,

---

quelquefois les épicarpes, en déterminant une irritation qui, dans quelques circonstances, dissipe la fièvre, parce qu'elle rompt la modification actuelle des nerfs qui l'entretient); mais elle confirme l'opinion que j'ai, d'après l'expérience, que l'on néglige trop l'application à l'extérieur des révulsifs. Dans bien des cas, ils préviendraient ou détruiraient des fluxions, dont la formation ou les progrès décident souvent des suites mortelles. Je n'énumérerai pas tous ceux dans lesquels ils doivent être préférés, comme premiers secours, à tous les autres moyens; je me contenterai de parler, d'après ma propre expérience, de leur utilité dans le catarrhe suffocant.

Il se présente peu de maladies aussi terribles que celle-ci, et il n'en est peut-être point dont les écrivains se soient moins occupés. Ceux même qui en ont parlé pro-

douze , quinze jours. Je l'avais mise à l'usage du lait d'anesse , précédé de quelques onces de suc de cresson , pour des douleurs qu'elle ressentait à la poitrine et à la gorge , accompagnées d'extinction de voix. Le bien que lui firent ces remèdes pour les symptômes contre lesquels ils étaient administrés , n'empêcha pas le retard accoutumé. Il fut même accompagné de mouvemens convulsifs dans les bras , qui durèrent peu, mais qui laissèrent après eux de la roideur et de la

---

posent en général une méthode vicieuse , et qui est adoptée par le plus grand nombre des praticiens ; celle d'administrer à l'intérieur l'émétique comme révulsif.

Dans les premiers temps de ma pratique , ayant à traiter un enfant attaqué d'un catarrhe suffocant , je crus , sur la foi de mes maîtres , devoir employer le tartrite de potasse antimonié. Ce remède procura des vomissemens considérables ; mais les sinapismes , ni les vésicatoires n'ayant pas été employés par l'opposition des parens , l'enfant succomba , quoique l'émétique eût été placé dès la première apparition des symptômes. J'observerai même qu'à mesure qu'il provoquait le vomissement , l'engouement de la poitrine augmentait d'une manière sensible.

En raisonnant sur l'action du tartrite de potasse antimonié , ui , dans bien des cas , agit comme un puissant révulsif , je crus que dans celui-ci il ne pouvait qu'ajouter à la cause du mal , par le retrécissement que l'élévation de

douleur dans ces membres, avec mal de tête, bouche mauvaise et dégoût. Je conseillai la teinture antispasmodique qui fut frictionnée, à la dose d'une once sur la partie interne des cuisses et sur le ventre : après la troisième friction, les règles parurent. Le même moyen fut continué encore trois jours, en n'employant qu'une demi-once le matin, et autant le soir; tous les symptômes énoncés se dissipèrent, et le flux menstruel reprit sa régularité.

---

diaphragme occasionne dans la poitrine, et par la gêne qu'il procure au poumon qui a déjà perdu en grande partie le peu de ton que la nature lui a distribué. Quoique le même mécanisme ait lieu par le vomissement provoqué dans le catarrhe suffocant qui dépend de la gastricité, on ne doit pas observer les mêmes phénomènes, et surtout les mêmes suites. Dans ce cas-ci, le poumon n'est affecté que par sympathie, et les émétiques, soit en établissant une irritation plus forte dans la région épigastrique, soit en débarrassant l'estomac des matières saburrales, doivent faire cesser les effets en détruisant la cause. Je n'ai vu qu'une fois un catarrhe suffocant de cette espèce, et le vomissement sollicité par l'art, le dissipa. Cette maladie me présenta, de plus que le catarrhe suffocant idiopathique, la langue chargée d'un sédiment brunâtre et des envies de vomir.

Pourquoi cette maladie ne serait-elle pas considérée comme une apoplexie du poumon, ainsi que l'a proposé,

VIII.e OBSERVATION.

De l'effet de la teinture antispasmodique dans un cas de douleurs vives à la matrice, à l'époque des règles, accompagnées d'envies de vomir et de suffocation.

Quelques mois après son mariage, une dame parfaitement réglée lorsqu'elle était fille, éprouva un gonflement du ventre qui aurait pu faire croire à la grossesse, si le flux menstruel n'avait pas eu lieu aux époques accoutumées, et si,

---

dans une excellente thése, M. MAUCLER, étudiant en médecine à Montpellier (s'il lit ce que je dis sur le catarrhe suffocant, il se rappelera, sans doute, que je le lui communiquai, avant qu'il eût la bonté de me donner son ouvrage), et soumise aux mêmes distinctions que l'apoplexie, proprement dite, contre laquelle on a adopté différens traitemens relatifs à la variété des causes ? Le catarrhe sanguin serait traité **par** la saignée (elle a été proposée dans ce cas particulier): le nerveux, par les révulsifs irritans à l'extérieur, combinés avec les antispasmodiques ; le gastrique par les émétiques, en leur associant, à l'intérieur et à l'extérieur, les révulsifs irritans et évacuans combinés avec les autres moyens que chaque cause particulière pourrait exiger ; te pituiteux, par les révulsifs appliqués extérieurement et en lavemens, et les dérivatifs, les béchiques incisifs, mais en évitant toujours d'exciter le vomissement.

entre les époques, depuis que le ventre avait grossi, il n'était pas survenu une perte de sang aussi abondante que celle de chaque mois. Le flux menstruel s'établit un jour, accompagné de douleurs légères à la matrice, quoiqu'il coulât en quantité ordinaire ; les douleurs furent croissant, et il s'y joignit des envies de vomir, et une suffocation assez forte. Une once de teinture antispasmodique, frictionnée sur la partie interne des cuisses, procura un peu de soulagement : la même dose, employée trois heures après, ramena

---

J'ai eu occasion de traiter neuf catarrhes suffocans de cette dernière espèce, avec le plus grand succès. Des sinapismes actifs appliqués aux jambes ont été le premier moyen auquel j'ai eu recours. Leur action locale décidée, j'ai fait appliquer des vésicatoires aux bras, enfin à la poitrine : quelquefois j'ai fait succéder le vésicatoire aux sinapismes placés aux jambes. Dès le début du traitement, j'ai prescrit une mixture composée de sirop d'érysimum, d'oximel scillitique, de kermès minéral, de tartre stibié dans l'eau de chardon béni, en faisant la recommandation expresse de diminuer les doses du remède, de les éloigner, de les suspendre même, s'il provoquait à vomir, pour en retrancher le tartre stibié. La boisson ordinaire a été une forte décoction de lierre terrestre et de fleurs de sureau, avec addition d'oximel scillitique. Des lavemens purgatifs ont été employés de bonne heure. J'ai enfin terminé la cure par quelques laxatifs, lorsque l'expectoration tendait à sa fin.

Aux cas que je cite, sans en donner les détails, je dois

le calme, les règles coulèrent comme à l'ordinaire, et le gonflement du ventre se dissipa.

IX.e OBSERVATION.

De l'effet de la teinture antispasmodique, dans un cas de colique hépatique compliquée de suppression du flux menstruel.

Une fille âgée de dix-huit ans, d'une constitution forte et robuste, souffrait depuis douze

---

en ajouter un qui me semble prouver que le catarrhe suffocant n'est autre chose qu'une apoplexie du poumon. Je n'entends pas établir une dispute de mots, ni engager personne à adopter ma manière de voir, mais il me paraît qu'en considérant le catarrhe suffocant comme une apoplexie, on saisirait plus vite les indications à remplir d'après chaque espèce.

Une dame âgée de plus de trente ans, ayant le genre nerveux sensible, sujète à une affection asthmatique légère, éprouvait, par fois, des attaques dont je n'avais jamais été témoin, et qu'on me disait être nerveuses ; elles consistaient dans une suffocation plus ou moins forte, qui cédait à l'administration d'une potion antispasmodique, et surtout au soin de faire respirer à la malade un air libre. Dans une attaque plus grave, et contre laquelle les moyens énoncés avaient été sans effet, je fus appelé. Je trouvai la malade sans connaissance : les yeux étaient saillans et mornes, la

heures des douleurs violentes dans l'hypocondre droit, et particulièrement au foie, accompagnées d'une sensibilité excessive dans cette partie, et d'un vomissement de matières bilieuses. Trois lave-

---

figure présentait un rouge livide. On remarquait un commencement d'hémiplégie du côté gauche. La respiration très-gênée était courte et précipitée. On n'apercevait que le mouvement d'expiration qui chassait, à chaque fois, une matière écumeuse et gluante, découlant de la bouche par le côté non paralysé. Le pouls vide et petit était très-irrégulier : un froid sensible occupait les extrémités. Si l'on ne m'eût pas dit que cet état avait débuté par l'affection de la poitrine, et que la tête s'était prise après, j'aurais cru à une apoplexie par affection primitive du cerveau, tandis que je ne la regardai que comme symptomatique, et causée par celle du poumon, dont l'action était presque éteinte. Que l'on appelle l'état que je décris du nom que l'on voudra, peu importe ; il me présenta l'idée de l'apoplexie du viscère affecté, son organisation et la *dominance* du nerveux me servant à expliquer la différence qu'il y avait du pouls de la malade à celui d'un apoplectique par affection cérébrale.

Quand je fus auprès de cette dame, il y avait une heure que l'attaque avait commencé ; elle avait débuté par une douleur que la malade rapportait au diaphragme. Cette douleur augmentant brusquement, il survint une toux violente qui fit rejeter une assez grande quantité de phlegmes sans vomissement ni excréation. Peu d'instans après, la toux cessa ; l'affaiblissement du poumon eut lieu, ainsi que la perte de connaissance et l'hémiplégie.

En suivant ma pratique ordinaire basée sur l'expérience,

mens donnés à des intervalles très-rapprochés n'avaient pas été rendus, les urines ne coulaient pas : une potion huileuse anodine n'avait procuré aucun soulagement; je fus appelé, je trouvai le pouls fiévreux, mais serré : ayant su de la

---

j'ordonnai un bain de jambes dans lequel on devait jeter une livre de moutarde ; en attendant qu'on l'eût préparé, je fis brosser fortement les jambes et les pieds. La déglutition étant impossible, et le mouvement qu'il aurait fallu donner à la malade assise dans un fauteuil, pour lui administrer des lavemens appropriés, pouvant la faire périr, je me bornai aux moyens externes. Toutes les fois qu'il faut opérer une prompte révulsion, je préfère les sinapismes aux vésicatoires, à cause de leur action plus vive et plus prompte. On put bientôt employer le moyen indiqué. Peu de minutes après que la malade eut les jambes dans l'eau, l'inspiration fut sensible et la respiration plus longue. La figure se rapprocha de l'état naturel. Voyant le danger dissipé, je me retirai. Deux heures après, je trouvai la malade respirant comme dans son état ordinaire de santé, ayant la figure peu colorée, mais les idées encore confuses. Les symptômes d'hémiplégie étaient singulièrement affaiblis. La durée du bain avait été d'une heure, et son impression irritante ne s'était faite sentir sur la jambe gauche que quelques instans avant que la malade en sortit. Quoique je la trouvasse dans l'état le plus satisfaisant, je lui fis appliquer un vésicatoire à chaque bras, et je la mis à l'usage du lok indiqué plus haut. La nuit fut très-bonne ; le lendemain, je fis administrer deux lavemens purgatifs : vingt-quatre heures après, un purgatif ayant décidé des évacuations abondantes, il ne resta pas la plus légère trace de l'attaque.

malade que ses règles éprouvaient un retard de huit jours, j'attribuai l'état actuel à cette cause ; je prescrivis l'emploi de la teinture antispasmodique (huit grains par once), dont on frictionna une once à la partie interne de chaque cuisse , et sur le ventre. Les frictions furent répétées dans deux heures. Peu d'instans après, il survint un si grand calme, que les selles et les urines donnèrent abondamment ; un sommeil tranquille et profond , pendant trois heures, raffermit le bien être. Les frictions furent faites une troisième fois. Il était midi lorsqu'on avait commencé l'usage de la teinture ; à dix heures du soir , je trouvai la malade sans souffrance , mais ayant une fièvre très-prononcée. Je ne conseillai que l'eau de riz pour boisson ordinaire. Les douleurs ayant reparu dans la nuit, elles furent calmées de nouveau, demi-heure après avoir eu recours à la teinture. Le matin , la malade ne souffrait pas, mais la fièvre était très-forte, la langue sale, sans envie de vomir. Quoique la maladie présentât un élément bilieux , me fixant sur le retard du flux menstruel , et les douleurs , à quelque cause qu'on dût les rapporter, ayant été calmées par les embrocations avec la teinture antispasmodique , je conseillai de les faire deux fois dans la journée. Ce ne fut que dans la nuit que la malade souffrit ; le moyen qui avait réussi la nuit précédente eut le même succès. Un minoratif employé le lendemain produisit de grandes évacuations de matières bilieuses, sans dissiper entièrement la douleur qui reparut encore dans la nuit, mais qui céda à un nouvel emploi de la teinture. La fièvre, quoique ayant diminué, se soutenait toujours. Le quatrième jour, la malade fut frictionnée à trois reprises différentes, et la douleur ne se fit plus sentir. Le minoratif fut répété le cinquième; le sixième, il fut permis un peu de nouriture. L'absence de la douleur, la cessation de la fièvre, le bon état des premières voies ne me firent pas abandonner l'usage des frictions; elles eurent encore lieu six fois en trois jours, et le dixième, à compter de celui de l'invasion de la maladie, les règles parurent avec beaucoup d'abondance. La malade se rétablit promptement.

X.e OBSERVATION.

De l'effet de l'opium et du camphre dissous dans l'eau de vie, dans un cas de fièvre intermittente liée à une affection utérine.

Une Dame agée de 28 ans, d'un tempérament sanguin, d'une constitution délicate, douée d'une sensibilité nerveuse excessive, était sujète depuis long-temps à une fièvre quotidienne intermittente. Il y avait plusieurs années que tout avait annoncé, chez la malade, une grossesse ; mais les signes qui y faisaient croire, et qui se soutinrent pendant treize mois, se dissipèrent. Il lui resta, dans la région de la matrice, des douleurs qui se compliquèrent avec une fièvre intermittente dont le type changeait très-souvent. On avait employé plusieurs remèdes parmi lesquels les adoucissans n'avaient pas été négligés, et l'on n'avait pu obtenir que des calmes très-courts, sans qu'ils fussent jamais parfaits. A ces détails que l'on me donna quand je fus appelé, on ajouta que le quinquina qu'on avait essayé plusieurs fois, et sous bien des formes, avait toujours eu un effet nuisible. Le tact me fit découvrir un peu de rénittence dans la région de la matrice, avec augmentation de sensibilité. Je voulus m'assurer si la teinture de quinquina frictionnée n'aurait pas plus de succès , je fus obligé de l'abandonner à cause de son inutilité. Les antispasmodiques calmans et d'une action fondante, me parurent offrir plus d'avantages. Je proposai, en conséquence, l'usage de l'opium, par la bouche, et l'assa-fœtida, en lavemens. Ces remèdes soutenus pendant quinze jours, et combinés avec le lait d'anesse qu'on con-

tinua plus long-temps , firent disparaître entière-
rement la fièvre. La matrice pèrdit un peu de sa
sensibilité , mais la rénittence fut la même. Quatre
mois s'étaient écoulés sans que la fièvre se fût annoncée , quand elle reparut sous le type d'intermittente tierce. L'utérus semblait avoir plus de sensibilité. Je prescrivis de suite des embrocations
à la partie interne de chaque cuisse , en employant , pour chaque côté , une cuillerée à bouche
d'eau de vie , dans quatre onces de laquelle on
avait fait dissoudre quatre grains d'opium cru , et
huit grains de camphre. La première administration
du remède diminua la fièvre ; elle céda à la seconde.
Malgré l'usage soutenu des frictions un accès reparut. Les premières voies étant embarrassées , je
plaçai un purgatif fort doux , qui , quoique ayant
procuré des évacuations abondantes , n'empêcha
pas le retour de l'accès ; mais il fut prévenu par
l'usage de la dissolution , renforcée de deux grains
d'opium et de quatre grains de camphre , sans
augmentation du véhicule.

Il est bon que j'observe que les fonctions des
premières voies se faisaient bien en général , et
que le cours des règles était régulier. Dans plusieurs autres circonstances , cette dame ayant
éprouvé des accidens nerveux différens , provoqués

toujours par la même cause que la fièvre dont je viens de donner l'histoire, elle les a toujours dissipés par l'usage en frictions de la teinture antispasmodique légérement camphrée.

XI.e OBSERVATION.

De l'effet de la teinture antispasmodique dans un cas de fièvre intermittente nerveuse, occasionée par la suppression du flux menstruel.

Une dame âgée de 40 ans, d'un tempérament bilieux, d'une constitution délicate, d'une sensibilité nerveuse excessive, ayant éprouvé plusieurs secousses propres à allarmer la tendresse maternelle, eut une suppression du flux menstruel, accompagnée de douleurs vives dans la région épigastrique, qui cédèrent aux moyens généraux. A l'époque suivante, ces douleurs furent remplacées par une fièvre quotidienne intermittente, dont les accès violens se répétèrent pendant dix jours. Les règles ne s'établirent pas. Cette dame, sans éprouver de fièvre, resta dans un mal-aise constant, jusqu'à l'époque prochaine où elle fut reprise de fièvre intermittente tierce. Le froid, sans être long, était vif, et était remplacé par une chaleur inquiétante, accompagnée de douleurs de tête et d'assoupissement. La langue sale , la bouche mauvaise, des envies de vomir paraissaient exiger un émétique ou des purgatifs ; je m'en abstins par la persuasion que cet appareil saburral tenait à un élément nerveux , et après le second accès , la malade fut mise à l'usage des frictions avec la teinture antispasmodique, à la dose d'une once chaque fois. Elles furent répétées de quatre heures en quatre heures. L'accès suivant fut à peine sensible : les frictions continuées , la fièvre ne reparut plus. La malade n'abandonna pas pour cela les frictions ; elle diminua seulement de moitié la dose de la teinture qui fut portée en tout à douze onces. La langue se dépouilla, l'appétit revint, les forces se rétablirent , et les règles parurent en abondance et sans nulle secousse , douze jours avant leur époque ordinaire.

De l'emploi de l'opium associé quelquefois au camphre, contre différentes coliques.

I.e OBSERVATION.

De l'effet de la teinture antispasmodique dans un cas de colique spasmodico-flatulente , qui avait son siége dans l'estomac.

Une demoiselle âgée de 44 ans, d'une constitution forte, d'un gros embonpoint, d'un tempérament bilieux, paraissait avoir le plus grand besoin d'être purgée. Les émétiques la fatigant beaucoup, j'avais ordonné un purgatif. La veille du jour où elle devait le prendre, elle fut attaquée brusquement d'une colique violente d'estomac. Elle prit une potion où entraient vingt gouttes anodines minérales *d'Hoffmann*, et autant de celles de *Sydenham*. Appelé, je jugeai la colique spasmodico-flatulente. Quoiqu'elle fût visiblement décidée par un état de gastricité, il me parut pressant de calmer le symptôme avant d'attaquer la cause. J'ordonnai deux grains d'extrait gommeux d'opium, à une heure d'intervalle l'un de l'autre, en cas d'insuffisance du premier. Ils furent pris sans le moindre succès. Une potion huileuse à laquelle on avait ajouté quarante gouttes de *Sydenham*, donnée en deux fois dans l'espace d'une heure; un épithème antispasmodique et calmant, appliqué sur l'estomac, ne procurèrent pas plus de soulagement. Toute la journée se passa dans les souffrances; les urines ne coulaient plus. La malade ne pouvait pas avaler une cuillerée de liquide, sans ressentir dans l'épigastre des douleurs insupportables. On avait inutilement usé de lavemens. J'eus recours à la teinture antispasmodique dont on frictionna une once sur la partie interne des cuisses, et sur le ventre. Ces frictions renouvelées dans une heure, il se manifesta un calme qui dispensa la malade de prendre de l'extrait gommeux d'opium que j'avais prescrit au besoin. Une troisième embrocation fut faite deux heures après la seconde : la nuit fut tranquille, et occupée en partie par le sommeil. Une chose digne de remarque, c'est que quelques instans après chaque friction, les urines coulèrent abondamment. Le lendemain matin, la teinture fut encore employée. La journée fut bonne, la malade put prendre plusieurs doses de bouillon, et mangea même quelques alimens légers, sans en être incommodée. On employa encore la teinture dans le jour et la soirée ; la nuit fut infiniment meilleure que la précédente, et le lendemain, je permis une nourriture plus solide. Les lavemens à demi-seringue purent être placés sans douleur et avec fruit. La langue se dépouilla ; les autres signes qui annonçaient la gastricité se dissipèrent, et la malade se rétablit promptement sans purgatif (1).

---

(1) J'ai soigné une dame d'une constitution délicate, ayant le genre nerveux très-sensible, qui avait la fièvre avec redoublemens ; la langue était sale et mauvaise ; cet état était accompagné de dégoût et d'envies de vomir. Je prescrivis de l'ipécacuanha qui agit assez complétement. Les redoublemens se soutenant et augmentant avec les mêmes

II.e OBSERVATION.

De l'effet de l'opium et du Camphre dissous dans l'eau de vie, dans un cas de cardialgie.

Une dame âgée de 30 ans, d'un tempérament bilieux, éprouvait, depuis vingt jours, une cardialgie qui lui laissait peu de momens exempts de souffrance. Les douleurs, accompagnées d'envies de vomir, et d'impossibilité de rien avaler, étant devenues extrêmement violentes, je fus appelé.

---

signes de saburre, j'eus recours à un purgatif; il produisit des évacuations abondantes, mais le redoub'ement offrit plus d'intensité, et s'accompagna d'un violent mal de tête. Celui du lendemain s'annonçant de manière à faire craindre une augmentation dans les symptômes, et me rappelant que j'avais guéri, il y avait plusieurs années, la malade d'une anasarque, avec commencement d'épanchement dans le bas-ventre, par l'usage soutenu du lait d'anesse, je crus devoir recourir aux calmans. J'ordonnai un julep avec deux dragmes de sirop de *Karabé*. Le redoublement fut enrayé; la langue, le lendemain, fut dépouillée en partie; la fièvre à peine sensible. Le julep répété, le soir, avant l'heure de l'invasion du redoublement, celui-ci n'eut pas lieu, la fièvre ne se fit pas sentir. La malade prit de la nourriture, et se rétablit dans peu de jours, sans être repurgée, ayant pris, encore deux fois, un julep avec une dragme seulement de sirop de *Karabé*.

7.

Les règles auraient dû paraître la veille, je prescrivis douze grains d'opium cru et une dragme de camphre dissous dans six onces d'eau de vie, et je fis frictionner, de quatre heures en quatre heures, la partie interne des cuisses et le ventre, en employant chaque fois, une once de cette dissolution. Après la troisième friction, les douleurs furent moindres. La malade put prendre du liquide, sans éprouver la moindre envie de vomir. Après la cinquième, le calme fut parfait ; on employa cependant le reste de la dose. Le lendemain, il se manifesta un commencement de jaunisse, qui fut dissipée dans vingt-quatre heures, les règles ayant paru.

L'apparition du flux périodique était-elle due à la cessation des douleurs, ou à l'action emménagogue du remède que j'avais mis en usage ? Quoiqu'il ne soit pas aisé de répondre affirmativement, je crois être autorisé à dire, en rapprochant cette observation de celles que j'ai rapportées plus haut, que la dissolution que j'ai employée a facilité le cours des règles, dont le retard avait provoqué l'augmentation des symptômes, soit en décidant un spasme par sympathie sur la région épigastrique, soit en procurant l'engorgement des vaisseaux sanguins de la même région.

III.e Observation.

De l'effet de l'opium et du camphre dissous dans l'eau de vie, dans un cas de colique spasmo- dico - flatulente.

La dame dont je viens de parler, trente-cinq jours après sa guérison, les règles ayant coulé à l'époque ordinaire, fut prise d'une colique spas- modico-flatulente qui affectait particulièrement la région épigastrique, et qui provoquait des envies, le besoin même de vomir que la malade cherchait de temps en temps à satisfaire, en mettant les doigts dans la bouche, mais sans en éprouver du soulagement. Elle prit, en plusieurs fois, trente gouttes anodines de *Sydenham*, et autant de liqueur d'*Hoffmann*, dans un véhicule approprié. L'insuffisance de ce moyen la détermina à m'ap- peller. Je prescrivis, comme dans la première maladie, l'opium et le camphre; l'un à douze grains, l'autre à une dragme, dissous dans six onces d'eau de vie. Elle en usa comme elle avait fait précédemment, en répétant cependant les frictions de trois heures en trois heures. Chaque fois qu'elle se fut frictionnée, elle ressentit du soulagement, et elle fut exempte de douleurs après la troisième friction. L'estomac reçut des alimens sans en être fatigué. Il parut seulement sur la peau, comme dans l'autre maladie, une teinte jaunâtre, mais plus légère cette fois, et qui fut dissipée par l'effet d'un purgatif.

IV.e OBSERVATION.

De l'effet de la teinture antispasmodique, dans un cas de colique hépatique.

Une dame d'un tempérament bilioso-sanguin, d'une sensibilité nerveuse si excessive, qu'elle avait des mouvemens convulsifs par l'impression d'une peine légère, comme par celle d'un plaisir un peu vif, avait éprouvé à plusieurs reprises des attaques violentes de colique hépatique, accompagnée, pendant dix ou douze jours, d'un vomissement qu'aucun moyen ne pouvait calmer, et qui ne permettait pas à la malade, de prendre la moindre nourriture, sous quelque forme que ce fût : cet état se terminait par la jaunisse. Des médecins du plus grand mérite avaient pensé qu'il existait chez la malade des concrétions biliaires. Vu l'excès de sensibilité et de mobilité du genre nerveux, je crus que le spasme seul pouvait provoquer l'attaque. Je dirigeai le traitement, d'après cette manière de voir, en ne négligeant pas , toutefois , l'opinion des autres médecins. Dans le cours de ce traitement, deux fois, les premiers symptômes de l'attaque , la douleur vive , surtout dans la région du foie, s'annoncèrent, et deux fois je les enrayai, en faisant frictionner demi-once de teinture antispasmodique sur la partie interne de la cuisse droite ; dans ces deux circonstances, la seconde friction faite à deux heures d'intervalle de la première , il ne fut pas nécessaire d'en venir à la troisième.

La jaunisse n'ayant point accompagné les attaques , avortées à la vérité , qu'éprouva cette dame , tandis qu'elle avait toujours eu lieu dans des circonstances de même nature , il ne me paraît pas raisonnable d'attribuer la teinte jaune que j'observai deux fois chez l'autre malade , après l'emploi de la teinture d'opium non filtrée avec addition de camphre , à l'action de cette substance. Des phénomènes , dont j'ai été témoin quelquefois , pendant l'usage de la même préparation , me mettent dans le cas d'assigner une autre cause de l'affection ictérique de la peau chez la dame dont il est question, II.e *et* III.e observations. J'aurai occasion de développer mon opinion à ce sujet.

V.e OBSERVATION.

De l'effet de l'opium et du camphre dissous dans l'eau de vie, dans un cas de colique nerveuse-spasmodique.

Une dame âgée d'environ 30 ans, d'une constitution forte, d'un tempérament bilieux, qui avait décidé, dans plusieurs occasions, des éruptions de boutons à la peau, quelquefois accompagnées de croûtes, était tourmentée d'un reste de matière laiteuse, quoiqu'on eût employé les remèdes les plus appropriés pour la combatre. Cette dame s'étant mise en voyage, les fatigues de la route, ou quelques écarts dans le régime, décidèrent une colique nerveuse-spasmodique, qui affectait toute l'étendue de la région abdominale et qui excitait les douleurs les plus vives. Un homme de l'art avait prescrit deux grains d'extrait gommeux d'opium, qui ne procura qu'un soulagement momentané. Une potion antispasmodiqne chargée d'opium liquide de *Sydenham*, et servie à des intervalles très-rapprochés, n'eut pas plus de succès : son usage, au contraire, fut suivi de vomissemens qui ne permettaient pas à la malade de garder autre chose qu'un peu d'eau de veau. Un pouls serré et petit accompagnait cet état quand je fus appelé. Les premières voies me paraissant libres, je m'occupai d'arrêter le vomissement, et je prescrivis dix grains de racine de *Colombo* en poudre, et autant d'*yeux d'écrevisses*, remède que j'ai vu agir très-souvent comme un puissant antiémétique (1). S'il n'eut pas dans ce cas-ci la même efficacité que dans beaucoup d'autres, il suspendit, néanmoins, pendant plusieurs heures, le vomissement, mais sans diminuer la colique. La malade se refusant à tout remède intérieur, je lui fis frictionner sur la partie interne de la cuisse demi-once d'eau de vie, tenant en dissolution un grain d'opium cru et deux grains de camphre. Je recommandai de faire, deux heures après, une autre friction sur la cuisse opposée. Un quart d'heure après la première, la douleur cessa dans toutes les régions de ce côté, l'épigastrique exceptée. Encouragée par ce succès, la malade n'attendit pas le terme prescrit, elle se fit frictionnner bientôt après l'autre cuisse, et les mêmes phénomènes eurent lieu dans le même intervalle : de retour auprès d'elle, et voyant que le remède

---

(1) Comme j'ai plusieurs observations intéressantes sur la vertu antiémétique de la racine de *Colombo*, je les donnerai à la fin de l'ouvrage.

semblait n'avoir agi que relativement à la distribution des vaisseaux lymphatiques qui s'en étaient
chargés , je fis appliquer un emplâtre d'opium sur
la région épigastrique , et dans peu d'instans le
calme fut parfait. Depuis trois fois vingt-quatre
heures , la malade n'avait pas pris de repos ; elle
dormit pendant neuf heures du sommeil le plus
tranquille. Son reveil ne fut troublé ni par la
fatigue qui accompagne assez souvent l'administration de l'opium à l'intérieur , ni par la douleur. La journée qui suivit cette nuit fut très-
bonne. Des alimens furent pris avec plaisir et
sans être rejetés. Ce ne fut que le soir que la
malade éprouva quelques sensations pénibles dans
la région hypogastrique , mais elles cédèrent
promptement à l'embrocation répétée sur chaque
cuisse , avec la dissolution qui avait déjà réussi ,
et elles ne reparurent plus.

*De l'effet de l'acétite de potasse , et de celui de
l'opium et du camphre unis à l'eau de vie ,
dans un cas d'épanchement dans le bas-ventre.*

Une femme âgée de 30 ans , d'un tempérament pituitoso-bilieux , d'une constitution forte ,
accouchée pour la seconde fois , avait éprouvé ,
après sa dernière couche , une fièvre puerpérale

peu intense, mais qui avait laissé des douleurs
dans le bas-ventre, avec une proéminence très-
marquée de cette cavité. Elle avait usé, quand
je fus appelé, des remèdes anti-laiteux les plus
recommandables. La malade avait la fièvre, la
langue sale, et des frissons irréguliers. Les urines
coulaient très-peu, les selles étaient supprimées,
et les douleurs du bas-ventre avaient augmenté
d'intensité, de fréquence, et s'étendaient jusqu'à
la région épigastrique qui était soulevée. La sensibilité de toutes ces parties ne permettait pas le
tact le plus léger. Je prescrivis de suite une
potion huileuse aiguisée avec le *kermès minéral*,
et je fis appliquer sur la région abdominale des
fomentations avec la décoction de plantes émollientes et légérement résolutives. Le ventre s'ouvrit
sans que les évacuations fussent très-abondantes,
mais elles suffirent pour diminuer la sensibilité
et l'élévation de l'épigastre. La continuation des
moyens qui paraissaient réussir, produisit sur le
bas-ventre des changemens assez heureux, pour
qu'il me fût permis de placer pendant trois jours
de suite, le petit lait de *Veisse*. Ce remède
ayant décidé des évacuations copieuses, la sensibilité du ventre diminua, mais son volume
resta le même. Je pus m'assurer par le tact qu'il
existait un épanchement dans cette cavité. Croyant

à la présence d'un hétérogène laiteux, je répétai encore trois fois le petit lait de *Veisse*, sans obtenir aucune diminution dans les symptômes énoncés ci-dessus, quoique les évacuations fussent assez abondantes. La fièvre céda cependant, la langue se dépouilla, et la malade sentit le besoin d'une nourriture plus forte que celle qu'avaient fourni jusqu'alors des bouillons maigres. L'épanchement se soutenant au même degré, avec infiltration dans les tégumens, la proéminence ayant toujours lieu, accompagnée de tension, et les douleurs plus considérables qu'elles n'auraient dû l'être, en raison de l'épanchement, se faisant toujours sentir, rien ne m'annonçant une tympanite, je craignis qu'un état maladif de la matrice ne compliquât celui du bas-ventre. Je fus rassuré d'après l'exploration que fit M. *Laborie.* Les évacuations alvines n'ayant procuré aucun effet avantageux, je cherchai à augmenter le cours des urines. Demi-dragme d'acétite de potasse ajoutée à une décoction de chiendent et de scolopendre, boisson ordinaire de la malade, fatigua l'estomac ; il fallut l'abandonner. J'eus recours à la méthode iatroliptice. Je fis mettre deux dragmes d'acétite de potasse dans deux onces d'eau de vie, et je recommandai qu'on en frictionnât, deux fois le jour, la partie interne des cuisses, en employant pour chaque côté une cuillerée à bouche de dissolution (je donnai la préférence à l'eau de vie sur l'eau commune, à cause de sa vertu tonique). Ce fut le soir qu'on commença l'administration du remède : les urines fournirent un peu plus pendant la nuit, dans le cours de la suivante elles furent plus abondantes. Au bout de huit jours , l'épanchement n'était que peu sensible, mais la proéminence du ventre et les douleurs se soutenaient toujours, de même que l'œdème des tégumens. Ne pouvant attribuer qu'au spasme atonique qui occupait les régions ombilicale et hypogastrique , et s'étendait probablement sur la matrice, les symptômes principaux dont je viens de parler , je substituai à l'acétite de potasse six grains d'opium cru , et vingt grains de camphre , en doublant la dose du véhicule. On frictionna trois fois le jour la partie interne des cuisses , en employant pour chaque friction la quantité désignée plus haut. Les urines coulèrent abondamment la première nuit qui suivit l'administration du remède que l'on continua pendant six jours , et dont on obtint les mêmes effets. A cette époque, il n'y avait nulle trace d'épanchement, l'œdème était dissipé , mais la proéminence du ventre et les douleurs existaient encore au même degré. La dose d'opium fut portée à douze grains, et celle de camphre à une dragme. Je n'eus qu'à me louer de cette augmentation qui décida insensiblement la chûte du spasme, annoncée par une très-forte diarrhée de matières noirâtres, et extrêmement fétides. Ces évacuations s'étant soutenues pendant huit jours, le même remède continué, les douleurs furent en décroissant et disparurent, et le ventre revint dans son état naturel. Je fis suspendre les frictions pendant quelques jours ; les ayant conseillées de nouveau, je fus obligé de les abandonner, leur usage étant suivi de constipation. Aucun des symptômes contre lesquels je les avais indiquées n'existant plus, et la malade se trouvant parfaitement bien, je la mis à l'usage du petit lait. Cette boisson ayant procuré des vents, j'eus recours aux frictions avec la dissolution préparée comme ci-dessus, mais elles ne furent d'aucune utilité ; je les remplaçai par l'opium administré à l'intérieur, qui produisit l'effet que je pouvais désirer. Il était pressant de soulager, et je n'insistai pas sur l'usage de la dissolution qui pouvait avoir une action trop tonique, action à laquelle j'avais cru pouvoir attribuer la constipation qui avait eu lieu lors de la reprise du remède. Si j'avais eu remarqué dans plusieurs cas où j'avais employé l'opium à l'extérieur, qu'il eût, comme lorsqu'on le donne intérieurement, la propriété de resserrer le ventre, j'aurais assigné, pour cause de la constipation qu'il procura, cette propriété particulière qu'on lui connaît, sans pouvoir se rendre raison du pourquoi.

De l'emploi de la teinture antispasmodique saturée d'acétite de potasse, après la ponction dans une hydropisie enkistée du bas-ventre.

Une dame âgée de 22 ans, d'une bonne constitution, devenue grosse pour la première fois, sans avoir éprouvé, pendant la gestation, aucun accident, quoique le volume du ventre fût très-considérable, accoucha heureusement. Les lochies coulèrent en abondance, mais le ventre resta plus gros qu'avant la grossesse. Elle nourrissait avec beaucoup de succès, le ventre grossissant cependant, sans que cette augmentation fût accompagnée d'aucun dérangement sensible de la santé, lorsque vers le sixième mois, cette dame eut une diarrhée qui porta considérablement sur ses forces et sur son embonpoint. L'appétit ne diminua pas beaucoup, la soif fut très-peu marquée, les urines coulèrent toujours en proportion de la boisson ; il n'y eut point d'enflures aux extrémités :

il se manifesta des douleurs constantes dans la région lombaire, lorsque la malade marchait ou se tenait debout, et quelquefois, même, quand elle était au lit, mais sans gêne notable de la respiration. Cet état se soutenait depuis deux mois quand je fus appelé. Je trouvai un épanchement considérable dans la région abdominale. Le lait paraissait être aux seins en raison des alimens, et l'enfant se portait à merveille sans secours étrangers. J'exigeai qu'on lui donnât une autre nourrice. La diarrhée se soutenant, et le ventre augmentant de volume, je ne crus pas devoir employer le petit lait de *Veisse*, ni aucun autre purgatif. Il fallait cependant empêcher que la matière laiteuse ne compliquât la cause qui avait décidé l'épanchement, et qu'il m'etait difficile d'assigner, la malade ayant toujouts joui d'une bonne santé, à quelques signes près d'épaississement de la lymphe, qui s'étaient manifestés dans son enfance ; ce qui pouvait tout au plus faire soupçonner un état d'atonie dans le système lymphatique. Y avait-il obstruction dans quelque viscère ? Il était impossible de s'en assurer par le tact. Je prescrivis la décoction légère de liège, ce remède me paraissant mériter la préférence sur beaucoup d'autres, à cause de sa vertu anti-laiteuse, et de sa qualité astringente :

il remplit parfaitement mes vues. Le lait se dissipa, la diarrhée fut arrêtée, et les urines coulèrent plus abondamment, mais sans suspendre le gonflement progressif du ventre. J'essayai plusieurs moyens parmi lesquels la digitale pourprée employée en frictions ne fut pas négligée ; tout fut inutile. Quelque augmentation que je procurasse dans les urines, je n'empêchais pas celle de l'épanchement. Tout me confirmant dans l'opinion que l'hydropisie était enkistée, je proposai la ponction. Je ne pense pas que dans cette hydropisie, comme dans l'ascite, il faille retarder l'opération. La malade effrayée du moyen, désira consulter d'autres médecins ; ils furent appelés avec le chirurgien de la maison. L'avis unanime fut pour l'existence d'un kiste, et la paracentèse fut décidée. Il fut également convenu qu'après avoir tiré le liquide, on appliquerait un vésicatoire sur la partie interne de l'une des cuisses ; qu'on ferait des embrocations sur le ventre avec quelque liqueur spiritueuse, et qu'on aurait recouts aux fondans, d'après le soupçon de l'épaississement de la lymphe. La ponction fut faite : on tira à peu près vingt-cinq pintes d'eau de la couleur de la bierre, sans hydatides. L'exploration la plus exacte ne fit découvrir aucun embarras sensible dans le bas-ventre. Malgré l'évacuation des eaux, les douleurs aux lombes et dans la région des reins ne diminuèrent pas, ce qui m'engagea à quelques changemens dans le choix des moyens thérapeutiques adoptés. Le vésicatoire fut appliqué, des fondans furent donnés pendant huit jours seulement, la malade se refusant à les continuer. A cause de la grande sensibilité qui existait dans les lombes, je substituai, à la liqueur spiritueuse qu'il avait été convenu d'employer, la teinture antispasmodique saturée d'acétite de potasse ; on en frictionna matin et soir la partie interne de la cuisse où n'était pas le vésicatoire, le ventre et la région lombaire. La dose, pour chaque fois, fut de demi-once. Peu de jours après l'emploi de ce remède, les urines coulèrent avec plus d'abondance, et un mois de son usage fit disparaître les douleurs. Le vésicatoire, à cette époque, cessa de donner, il ne fut pas renouvellé : mais les frictions furent continuées encore deux mois. Un temps assez long s'étant écoulé sans que la santé de la dame dont je parle fût dérangée, les douleurs, dont j'ai fait mention, reparurent après une fièvre catarrhale gastrique. Je prescrivis de nouveau la teinture antispasmodique sans addition d'acétite de potasse. On s'en servit pendant un mois sur la partie interne des cuisses, à la dose d'une once par jour. Son effet

calmant

calmant fût le même que la première fois. La malade s'est bien portée depuis cette époque, il y a quinze mois que la ponction a été pratiquée : le ventre n'a pas acquis plus de volume, et il est impossible d'y découvrir le plus léger épanchement.

Dire que c'est la teinture antispasmodique qui a prévenu jusqu'à aujourd'hui le retour de l'hydropisie, ce serait annoncer de la prévention, le vésicatoire ayant peut-être agi plus efficacement. Je communique les moyens que j'ai employés. Il fallait des révulsifs, des calmans et des toniques, je crus remplir toutes les indications. Le praticien tirera de cette observation, le parti qu'il jugera à propos, s'il a à traiter une maladie pareille à celle dont je viens de donner l'histoire.

De l'emploi de la teinture antispasmodique, avec et sans addition de camphre, dans quelques cas de rétention d'urine.

I.e OBSERVATION.

De l'effet de la teinture antispasmodique camphrée, et sans addition de camphre, dans un cas d'ischurie urétrale.

Un homme âgé de 35 ans, d'une bonne constitution, d'un tempérament bilieux, avait des embarras considérables dans le canal de l'urètre, qui, sans supprimer les urines, en gênaient souvent le cours; pour le rendre plus facile, il usait de bougies qu'il introduisait lui-même. Un jour qu'il avait poussé la bougie avec trop d'effort, il rendit, en la retirant, une grande quantité de sang. L'instant d'après, il urina avec plus d'abondance et plus de facilité que jamais; mais le lendemain matin, les urines devinrent rares et difficiles; elles furent supprimées, tout le reste de la journée et la nuit qui suivit. Le malade souffrant vivement du besoin d'uriner, qu'il ne pouvait pas satisfaire, me fit appeller. J'ordonnai qu'il fût sondé : toutes les tentatives furent inutiles. Soupçonnant un état de spasme dans le canal et au sphincter de la vessie, je conseillai le bain de siége dans une décoction de plantes émollientes. Quelques gouttes d'urine s'échappèrent, sans procurer le moindre soulagement. Je prescrivis alors la teinture antispasmodique, dans quatre onces de laquelle on fit dissoudre une dragme .de camphre. On en frictionna la partie interne des cuisses et le bas-ventre, en employant une once de la liqueur : demi-heure après, les urines coulèrent en assez grande quantité, mais sans que la vessie se vidât complétement. Les frictions furent répétées au bout de deux heures : même résultat qu'après les premières. On y revint encore dans le même ordre, toujours avec un égal succès. Quoique le malade éprouvât de l'agitation, qu'il eût de la chaleur, le pouls plein et élevé, il dormit un peu dans la nuit. Le spasme se soutenant le lendemain, les urines ne coulant pas, j'employai la teinture, antispasmodique, sans addition de camphre, attribuant à cette substance l'agitation que le malade avait ressentie. Il se frictionna trois fois dans la journée, et la sortie de l'urine suivit de très-près l'opération. La nuit qui suivit ne fut pas agitée comme la précédente, et le sommeil fut plus long le troisième jour ; les urines donnèrent un peu sans le secours de la teinture qu'il fallut employer le soir, pour les rendre plus faciles. La langue sale, le dégoût annonçant un état de gastricité qui pouvait entretenir l'ischurie, je fis passer le quatrième jour un purgatif minoratif. Mon attente fut trompée. Les selles fournirent abondamment, mais les urines se supprimèrent. J'en rétablis le cours au moyen de la teinture antispasmodique, dont je fis continuer l'usage matin et soir, pendant trois jours. Le malade était bien, lorsqu'il se procura un nouvel orage par l'imprudence de garder les urines, dans un moment où il avait besoin de les rendre. Tous les symptômes qu'il éprouva lors de sa première attaque se renouvellaient, mais ils furent enrayés par l'emploi d'une première friction, et ils cédèrent à une seconde faite dans l'intervalle de demi-heure. Il reprit l'habitude de se frictionner matin et soir, pendant plusieurs jours. Il observa que lorsqu'il négligeait cette opération, le filet d'urine était plus petit. Dans treize jours, il employa quatorze onces de teinture, sans y comprendre celle avec l'addition de camphre.

Pendant assez long-temps, le sujet fut dispensé de se servir, aussi habituellement qu'il le faisait auparavant, de la bougie, au moyen de la teinture antispasmodique à laquelle il avait recours dès qu'il éprouvait un peu plus de difficulté à rendre es urines. Il lui arriva dans une circonstance, qu'après l'avoir employée comme à l'ordinaire, il parut dans toutes les parties frictionnées une éruption considérable de boutons, accompagnée de fièvre et d'une érysipèle à la face. L'érysipèle et les boutons disparurent par l'effet de quelques purgatifs, qui décidèrent des déjections bilieuses abondantes. J'ai vu plus d'une fois la teinture antispasmodique, ainsi que le camphre, employés en frictions, réussir à calmer les accidens dans les blénorrhagies cordées.

IIe OBSERVATION.

De l'effet de la teinture antispasmodique, dans un cas d'ischurie rénale, compliquée d'affection spasmodico-flatulente.

Un homme âgé de 45 ans, d'un tempérament bilioso-sanguin, fut pris, après avoir resté dix-huit heures environ sans uriner, de douleurs vives qu'il rapportait au rein gauche et qui s'étendirent jusqu'à la vessie, mais particulièrement du même côté. Le besoin de rendre les urines ne se faisait point sentir. M. *Fages* conseilla une potion antispasmodique et calmante, des lavemens de même nature, une boisson appropriée et des bains. Le malade ayant pissé le sang à plusieurs reprises, et rendu des sables à cette époque, il soupçonna que l'état actuel était entretenu par la présence de quelque gravier dans le rein. Soit par sympathie, soit par une cause étrangère à l'affection du rein et de la vessie, le sujet éprouvait un gonflement considérable dans la région abdominale, avec le désir de rendre des vents dont quelques-uns, s'échappant par le haut, procuraient du soulagement. Il y eut quelques vomissemens, mais légers. Appelé, je fus d'avis de continuer les moyens proposés par M. *Fages*, excepté les lavemens, et je conseillai de faire des frictions sur la partie interne des cuisses et sur le ventre, avec la teinture antispasmodique, au cas que les urines ne coulâssent pas, et que les douleurs se soutinssent. D'après ces conditions, le malade eut besoin de recourir au moyen indiqué. Il se frictionna de deux heures en deux heures, en employant chaque fois une once de teinture. Après la seconde friction, il ressentit un peu de calme qui ne l'empêcha pas de répéter le bain, au sortir duquel il rendit quelques urines, et reposa. Les douleurs s'étant renouvellées dans la nuit, il eut encore recours à la teinture qu'il employa deux fois dans l'espace d'une heure. Quelque temps après la seconde friction, les douleurs s'appaisèrent, le malade urina et dormit. Malgré qu'il se trouvât mieux à son reveil qu'il n'était la veille, il se mit au bain, et usa de la teinture au sortir de l'eau. Quoique les urines n'eussent pas repris leur cours ordinaire, le malade ne souffrit plus que de l'impression qu'avaient laissée les fortes douleurs. Le bain et les frictions furent mis encore en usage le soir. La nuit fut bonne; cela n'empêcha pas que pendant deux jours l'on ne con-

.tinuât les mêmes moyens, et le sujet revint à à son état ordinaire de santé.

Cette observation isolée ne fournirait pas une preuve suffisante de l'efficacité de l'opium administré à l'extérieur, d'autres remèdes ayant été employés en même temps : mais en m'appuyant de beaucoup d'autres faits, et en remarquant que dans ce cas-ci le calme a toujours suivi son administration, je pense qu'il a été d'un très-grand secours ; la potion antispasmodique calmante n'ayant été donnée que dans les premiers instans de la souffrance qu'elle n'adoucit pas.

III.e OBSERVATION.

De l'effet de la teinture antispasmodique camphrée, dans un cas d'ischurie par spasme atonique, précédée d'incontinence d'urine

Un homme âgé de 50 ans, d'une bonne constitution, d'un tempérament bilieux ardent, jouant, par état, du hautbois, éprouvait depuis plusieurs années, une incontinence d'urine qui, par fois, faisait place à une ischurie d'autant plus fâcheuse, qu'il était presque impossible d'introduire la sonde, à cause des embarras du canal de l'urètre, à la suite de plusieurs blénorrhagies. Il souffrait depuis six heures de l'impossibilité d'uriner, quand il me fit appeller. D'après son assertion, les bains lui ayant nui en pareille circonstance, je m'abstins de les prescrire. N'ayant pas la ressource de tirer l'urine au moyen de l'algalie, j'interdisis toute boisson, et je permis seulement qu'il suçât quelques tranches d'orange ou de citron, afin de tromper la soif ardente qu'il ressentait, et de calmer le feu brûlant de la bouche. J'ordonnai des frictions sur la partie interne de chaque cuisse, avec la teinture antispasmodique camphrée : elles furent faites d'heure en heure, en employant chaque fois demi-once de teinture, et huit grains de camphre. Après la quatrième friction, le cours des urines se rétablit, et il fut plus libre qu'avant l'attaque, époque à laquelle elles ne coulaient jamais que goutte à goutte, lors même que dans certains momens le malade avait la faculté de les émettre volontairement. Les frictions furent continuées d'après le bien qu'elles me parurent opérer sur la maladie habituelle : on les fit trois fois le jour, et pendant deux fois vingt-quatre heures ; le sujet se trouva entièrement délivré de l'incontinence d'urine. Elle reparut, après ce terme, momentanément, les frictions ayant été négligées ; mais remises en usage, et faites matin et soir,

chaque fois à la dose d'une once de teinture, et
de dix grains de camphre, l'incontinence se dissipa entièrement. Le malade avait employé sous
mes yeux six livres de teinture camphrée, lorsqu'il partit. Quatre mois après son départ, il
m'écrivit qu'il n'avait d'autre incommodité que
celle qui naissait des embarras du canal de l'u-
rètre, qui, vraisemblablement, était affecté
dans l'ischurie d'un spasme atonique, fixé d'une
manière plus particulière et plus constante sur le
col de la vessie, ce qui décidait l'incontinence.

I V.e Observation.

De l'effet de la teinture antispasmodique camphrée,
dans un cas de colique néphrétique.

Une dame âgée d'environ trente ans, d'une
constitution délicate, d'un tempérament pituiteux,
ayant le genre nerveux très-sensible, avait éprouvé,
à trois époques éloignées, une attaque de colique néphrétique, n'affectant que le rein gauche,
accompagnée de flatulence, et compliquée chaque
fois d'un état catarrhal gastrique. Il avait fallu,
dans chacune de ces attaques, employer, pendant
plusieurs jours, les antispasmodiques calmans,
les bains de siége, avant de faire cesser les

douleurs, de rétablir les urines et de pouvoir attaquer la gastricité. Cette dame fut prise, pour la quatrième fois, de la même maladie qui s'était annoncée, depuis plusieurs jours, par un peu de dégoût, depuis deux, . par une légére douleur dans la région du rein gauche, et par une difficulté à rendre les urines. La douleur augmentant d'une manière très - vive, et les urines se supprimant, je fus appelé. La malade souffrait beaucoup depuis dix heures. L'hypocondre gauche était tellement endolori, que le tact le plus léger devenait insupportable. Soit par la sympathie ou par la présence des vents, le ventre, particulièrement du même côté, était d'une sensibilité excessive. Le pouls était petit et serré, mais néanmoins sans fièvre : la langue était un peu sale, l'indication la plus pressante étant de calmer les douleurs, je fis frictionner sur la partie interne de la cuisse du côté affecté, demi-once de teinture antispasmodique, dans quatre onces de laquelle on avait dissous demi-dragme de camphre. Deux heures après, la friction fut répétée ; il y eut un peu de calme, et le cours des urines fut un peu moins gêné. Avant d'en venir à la troisième friction, qui devait être faite dans le même intervalle, il survint un vomissement de matières glaireuses, et il y eut plusieurs déjections de matières de même nature, ce qui diminua la sensibilité de l'épigastre, des régions ombilicale et hypogastrique, sans procurer aucun amendement dans le siége principal de la maladie. Cet accident fut cause qu'on négligea les frictions que je fis continuer : après la quatrième, la douleur à l'hypocondre cessa, laissant néanmoins un endo-lorissement inévitable après une forte souffrance, et les urines coulèrent librement. Pendant tout le cours de la maladie gastrique catarrhale, qui fut traitée par les remèdes généraux, il ne s'annonça que deux fois un peu de douleur dans la partie qu'elle avait occupé primitivement, et elle céda à la première friction.

De l'emploi de l'opium et du camphre dissous dans l'eau de vie, dans différens cas d'affection rhumatique.

Que le spasme soit la cause ou l'effet du rhumatisme, on ne peut pas se dissimuler qu'il n'accompagne ordinairement cette maladie. Il est quelquefois tonique, d'autres fois atonique ; ce qui semblerait exiger des moyens différens pour le combattre. L'opium et le camphre m'ayant paru posséder les qualités nécessaires pour ramener le système nerveux à son état naturel, dans l'un ou l'autre cas, j'ai cru devoir les employer dans les affections rhumatiques, par la méthode iatroliptice. Avant de l'adopter, j'avais vu, comme tous les médecins, la combinaison des deux substances dont je parle, administrées intérieurement, produire les plus heureux effets, et je n'avais qu'à essayer le nouveau mode d'administration qui me paraissait mériter la préférence sur l'ancien, attendu qu'il laisse plus la faculté d'employer à l'intérieur les évacuans avec lesquels on peut avoir besoin de les associer, et qu'il porte directement le remède sur le système affecté.

I.e OBSERVATION.

De l'effet de l'opium et du camphre dissous dans l'eau de vie, dans un cas de rhumatisme gastro-bilieux catarrhal, compliqué d'éruption miliaire.

Un homme âgé de 30 ans, d'une constitution forte, d'un tempérament bilieux, éprouvait des douleurs vives aux genoux, aux pieds et aux mains : ces douleurs étaient accompagnées de gonflement, sans rougeur. La fièvre était vive, la bouche mauvaise, la langue sale, le ventre souple, les urines coulant sans peine. Le malade venait de voyager à cheval par un froid rigou- reux, et l'état que je viens de décrire avait été précédé de frissons irréguliers, qui reparaissaient par fois dans l'état actuel. C'était la quatrième attaque de rhumatisme que le sujet éprouvait. Je prescrivis le tartrite de potasse antimonié, pour m'assurer des premières voies, et procurer en même temps une secousse salutaire. L'évacua- tion de matières bilieuses, par haut et par bas, fut abondante, et après qu'elle eut cessé, la sueur eut lieu, mais sans que ni l'une ni l'autre procurassent du soulagement. La sueur terminée, il parut une éruption miliaire à la figure, au corps, et sur toutes les extrémités. Les douleurs rhumatiques furent sensiblement adoucies. Le malade fut mis à la boisson de tisannes délayantes et diaphorétiques. L'irritation à la peau s'étant soutenue pendant huit jours au même degré, avec fièvre très-marquée, le sujet souffrit moins ; mais cette irritation ayant été en décroissant à cette époque, les douleurs vives reparurent, de même que le gonflement des articulations. Au douzième jour, la desquamation s'étant faite, et la diaphorèse qui s'était soutenue depuis le mo- ment de l'éruption, ayant cessé, de même que la fièvre, la langue devenant plus sale, j'admi-

nistrai une eau stibiée, qui décida de grandes évacuations par le bas, mais sans le plus léger
amendement dans l'affection locale. Je conseillai
pour lors la dissolution d'opium camphrée (dix
grains d'opium et douze grains de camphre sur
six onces d'eau de vie), avec laquelle on frictionna la partie interne de la cuisse, de la jambe
et de l'avant-bras de chaque côté. Les frictions
à la dose d'une once de teinture furent répétées
de trois heures en trois heures, et quatre fois
dans la journée. La diaphorèse se rétablit, et
le malade souffrit moins dans la nuit, quoiqu'il ne
dormit pas. Le même moyen employé de nouveau
et de la même manière, eut plus de succès. Il
décida la sueur, et procura une diminution
plus marquée des douleurs et de l'enflûre. Il y
eut la nuit, un peu de repos. Les frictions du
troisième jour dégagèrent entièrement un côté,
et augmentèrent l'amendement de l'autre, quoiqu'il n'y eût pas la moindre moiteur; elle fut
remplacée par des urines abondantes et troubles.
Le quatrième jour, le malade ne se plaignit que
d'une impression douloureuse à l'articulation du
pied et au poignet, dont il avait souffert la veille.
On ne frictionna que deux fois dans la journée.
Le gonflement et la douleur furent tous les jours
en décroissant, et le neuvième, le sujet n'éprouva

plus que de la faiblesse. Les urines avaient toujours été, depuis le troisième jour, abondantes
et bourbeuses ; elles se soutinrent telles pendant
une décade, quoique l'on eût cessé l'usage de la
dissolution depuis que la souffrance avait disparu.
Les selles qui, dès les premiers instans de l'emploi
de l'opium et du camphre, avaient été rares, se
réglèrent à dater du cinquième jour, et le malade ne passa pas une seule journée sans aller
à la garde-robe. Il m'assura qu'aucune des attaques qu'il avait essuyées, ne s'était annoncée avec
autant de violence, et n'avait été terminée aussi
promptement et aussi complétement que celle
dont je viens de faire l'histoire.

II.e OBSERVATION.

*De l'effet de la dissolution d'opium camphrée ;
dans un cas de rhumatisme catarrhal gastrique.*

Un garçon âgé de vingt-trois ans, d'une bonne
constitution, d'un tempérament sanguin bilieux,
avait éprouvé, à l'âge de dix ans, un rhumatisme
qui l'avait retenu plusieurs mois au lit. A dix-
neuf ans, il eut un second rhumatisme dans
lequel je le soignai de concert avec un très-bon
praticien. L'administration des moyens les plus

vantés n'empêcha pas la maladie de se soutenir
pendant plus de deux mois. A la fin de Vendémiaire an X, le même sujet fut atteint d'une
squinancie par cause catarrhale, affectant particulièrement les amygdales, la racine de la langue,
et la luète, accompagnée d'un peu de fièvre. Deux
grains de tartrite de potasse antimonié ayant procuré le vomissement et les selles, la squinancie
fut dissipée ainsi que la fièvre. Deux jours après,
elle reparut compliquée d'une douleur forte au
genou gauche, avec gonflement de l'articulation,
et impossibilité de mouvoir l'extrémité affectée.
La langue étant sale, j'administrai un purgatif
minoratif, aiguisé avec un grain de tartrite de
potasse antimonié. Les évacuations abondantes
par les selles qu'il décida, n'apportèrent aucun
changement dans l'affection locale ; le genou droit,
au contraire, se prit également. La fièvre était à
peine sensible. La nuit fut très-mauvaise, tant
par les douleurs qui procurèrent l'insomnie, que
par l'impuissance de changer de place. A une
visite du matin (c'était le troisième jour de l'invasion du rhumatisme), je prescrivis des frictions sur la partie interne des cuisses et sur le
ventre, avec la dissolution de dix grains d'opium
cru et de demi-dragme de camphre, dans six
onces d'eau de vie. L'on en employa chaque fois
une

once, et les frictions furent répétées trois fois
dans la journée. Le soir, les douleurs ne furent
pas aussi vives ; la chaleur augmenta, le pouls
fut plus plein, mais sans être plus fièvreux. La
nuit fut beaucoup moins inquiète que la précédente, le malade reposa, et à son réveil, il sua
à mouiller deux chemises. Le quatrième jour,
on ne frictionna que deux fois. Les genoux se
dégagèrent complétement, et les articulations des
pieds, les reins et les épaules se prirent. La nuit
ne fut pas aussi bonne que celle de la veille,
le sommeil fut très-court, la sueur ne fournit
que pour mouiller une chemise, mais une moiteur gluante, et d'une odeur forte, se soutint
toute la journée, ce qui dégagea un peu les parties
affectées. Ce ne fut que le soir qu'on put frictionnner, une fois seulement, les cuisses, la
partie interne des jambes et celle des bras, à
cause de la douleur qui occupait les pieds et
les épaules. La nuit du cinquième jour ne fut
pas très-fatigante : il n'y eut pas de sueur décidée, mais toujours de la moiteur. Le malade
dormit quelques heures, et à son réveil, il ne
ressentit qu'une douleur peu forte au pied gauche.
La langue étant sale, et le purgatif ne me paraissant pas devoir être appliqué, je conseillai l'usage
de la décoction d'ipécacuanha, dont j'ai parlé

plus haut. Elle fut administrée, de 2 heures en 2 heures, à la quantité d'une cuillerée à bouche. Le 6 et le 7, les nuits n'offrirent rien de remarquable ; il y eut seulement un peu plus de chaleur que dans le jour. Le 8, un purgatif minoratif procura des évacuations abondantes, la nuit fut comme les précédentes. Le 9, on revint à la décoction : il s'annonça, ce jour-là, une petite douleur au poignet gauche, mais elle se dissipa très-promptement. Le minoratif fut répété le 10, et je permis un peu de nourriture ; le 11, le malade quitta le lit, et marcha dans son appartement. Pendant tout le cours de la maladie, les urines avaient bien coulé : le sujet avait été nourri avec des bouillons maigres ; sa boisson avait été de l'eau de veau, avec addition de fleur de tilleul, de l'eau d'orge, pendant les six ou sept premiers jours, et de l'eau rougie avec du vin vieux, pendant les derniers.

III.e OBSERVATION.

De l'effet de la dissolution d'opium camphrée dans un cas de rhumatisme goutteux, compliqué par la matière laiteuse.

Une dame âgée de 30 ans, d'un tempérament

bilioso-pituiteux, d'une sensibilité nerveuse très-prononcée, fut attaquée d'un rhumatisme goutteux, compliqué par la matière laiteuse (c'était la troisième fois qu'elle éprouvait la même maladie ; les deux premières sans complication). Je ne puis pas rendre compte du début de celle-ci, n'en ayant vu que la terminaison. Appelé auprès de cette dame, qui venait de faire un voyage long et pénible , entrepris à la première lueur de bien, qui s'était dissipé par les fatigues de la route , je la trouvai souffrant beaucoup des extrémités inférieures qu'elle ne pouvait pas remuer. Il y avait gonflement et rougeur aux genoux : les mêmes symptômes existaient sur les deux mains, avec moins d'intensité. La langue était sale, la fièvre se faisait sentir assez vivement. L'insomnie accompagnait cet état, qui me parut compliqué d'un hétérogène laiteux , la malade étant accouchée depuis peu , ne nourrissant pas , et n'ayant pris aucune précaution pour se mettre à l'abri des suites du lait, dont l'action se manifestait par des frissons irréguliers sur tout le corps, particulièrement le long de l'épine du dos et sur la région lombaire. L'indication de purger me paraissait très-marquée , le dégoût pour toute nourriture existant ; mais vu l'excessive sensibilité du sujet , je crus plus urgent de calmer les douleurs

qui pourraient provoquer les signes de saburre,
par l'excitation du système nerveux en général,
et de celui des organes épigastriques en particulier.
Je prescrivis la dissolution de quatre grains
d'opium cru, et de huit grains de camphre dans
deux onces d'eau de vie, dont on frictionna la
partie interne de chaque cuisse, en employant
la quantité d'une cuillerée à bouche pour chaque
côté. La malade passa une nuit tranquille, et le
lendemain, elle put se lever et faire quelques
pas dans son appartement. Les embrocations
furent répétées le soir : l'effet du remède fut
le même. Des douleurs vives s'étant faites sentir
aux coudes, à l'avant-bras et aux mains, on
frictionna la partie interne de chaque bras, en
n'employant que deux cuillerées à café pour les
deux côtés, sans negliger la friction aux cuisses.
Les douleurs furent calmées, mais il y eut une
agitation dans tout le système, pendant la nuit.
La journée fut exempte de souffrance : la malade
n'éprouva que de l'altération, sans beaucoup d'intensité dans la fièvre, qui avait diminué dès le
lendemain de l'emploi de la dissolution. J'ordonnai
la boisson d'une eau de veau très-légère, et la
langue étant toujours sale, quoique le dégoût fût
moindre, je prescrivis un minoratif qui procura
un amendement sensible. Deux fois encore le

purgatif fut employé à quatre jours d'intervalle l'un de l'autre, en ayant recours de temps en temps à la dissolution renforcée de deux grains d'opium et de quatre grains de camphre. Dès les premiers jours de son emploi, les sueurs avaient donné; dans la suite, les urines augmentèrent. Depuis la première amélioration que la dissolution avait procurée, la malade n'avait plus été obligée de garder le lit, et elle avait pu se servir de ses mains, dès le lendemain de la friction aux bras. Le traitement fut terminé par la boisson d'une décoction de liège coupée à moitié avec le petit lait. La santé se rétablit parfaitement.

IVe. Observation.

De l'effet de la teinture antispasmodique camphrée, dans un cas d'affection rhumatique nerveuse.

Une dame âgée de 32 ans, d'un tempérament éminemment mélancolique héréditaire, fut prise brusquement de douleurs dans toutes les extrémités (les inférieures étant plus particulièrement affectées), mais surtout dans la région des reins. Elle n'était pas éloignée de l'époque de ses règles, qui, dans plusieurs circonstances, avaient éprouvé des retards de cinq à six mois.

Cette dame avait été affectée quatre fois de la même maladie , qui ne l'avait jamais retenue au lit moins de trois semaines. Elle habitait pour lors un pays très-froid. Appelé pour lui donner des soins, je la trouvai couchée et dans l'impossibilité de se mouvoir. La langue nette et humectée, le pouls plein , mais sans fièvre, la figure animée, le ventre souple , laissant découvrir cependant, par le tact , un peu de rénitence du côté de la matrice , quoiqu'elle n'en souffrit pas. La soif existait , mais elle s'appaisait par très-peu de boisson. Je n'hésitai pas à conseiller des frictions faites sur la partie interne des cuisses avec une once de teinture antispasmodiqne , dans quatre onces de laquelle on avait dissous demi-dragme de camphre. C'était le soir : avant onze heures les frictions furent faites deux fois, et l'on employa moitié , à peu près, de la teinture prescrite. Il y eut un peu de sommeil , malgré une chaleur assez forte et une sueur qui exigea qu'on changeât de chemise ; ce que la malade fit avec la plus grande gêne. Elle souffrit moins le lendemain , mais elle ne put se mouvoir qu'imparfaitement et avec beaucoup de difficulté. Les frictions furent répétées trois fois. La malade ayant de l'appétit, je lui permis une nourriture solide, en petite quantité. Les urines coulèrent comme à l'ordinaire. Le soir, la figure qui dans la journée s'était un peu décolorée, s'étant animée de nouveau, le pouls étant très-plein, toujours sans fièvre, j'ordonnai un bain de jambes : la malade put mettre les jambes hors du lit, pour le prendre. La nuit, quoique meilleure que la précédente, fut troublée par une augmentation de douleurs qui cédèrent aux frictions. Il y eut une légère sueur, qui ne mit pas dans le cas de changer de linge. Le troisième jour, les frictions ayant été faites le matin, les mouvemens furent plus libres dans les bras, dans les extrémités inférieures, quoiqu'il existât une douleur légère dans la cuisse droite, et une plus vive, avec roideur, dans les reins. La malade poussa une selle (elle est habituellement fatiguée par la constipation), les urines coulèrent en abondance, le bain fut pris le soir avec plus de facilité ; les frictions ne furent pas oubliées, la nuit se passa sans trouble, la plus grande partie dans le sommeil. Le quatrième jour, les douleurs qui existaient la veille, se firent moins sentir ; le même remède ayant été employé le matin, on le répéta le soir. La nuit fut très-bonne, et la journée qui la suivit ne fut marquée que par un peu de fatigue qui n'empêcha pas la malade de quitter le lit. Nulle douleur n'exigeant l'emploi de la teinture, on en abandonna l'usage. La nourriture fut donnée comme les jours précédens, et la malade reprit bientôt son état ordinaire de santé. Les règles parurent six jours plus tard que lors de la dernière époque. Il est bon d'observer que pendant les cinq jours qui suivirent la cessation de la teinture anti-spasmodique, la malade fut chaque jour à la garde-robe, et qu'elle n'avait jamais éprouvé cette régularité. Peut-être trouvera-t-on extraordinaire que je n'aie pas eu recours à la teinture, pour entretenir la liberté du ventre. Entre autres inconvéniens que son emploi trop soutenu aurait pu offrir, il y en avait un qui se serait répété chaque jour. Cette dame sujète à une perte blanche, sans douleurs, éprouva des cuisons très-fortes après s'être frictionnée, quoique la perte n'augmentât pas. La différence dans les effets de la teinture chez cette dame et chez les hommes atteints de blénorrhagie cordée, vient, selon toute apparence, de ce que le camphre, par sa volatilité, irritait les parties sur lesquelles il portait directement. Je ne peux pas rendre compte de l'état de la matrice pendant l'effet des frictions, la malade n'ayant pas voulu me permettre un nouvel examen.

V.e OBSERVATION.

*De l'effet de l'opium dissous dans l'eau de vie,
dans un cas de menace de phthisie pulmonaire,
par cause rhumatique, avec douleur violente
à l'une des tempes, et amaigrissement considérable du muscle crotaphite, compliquée de
fiévre intermittente double tierce.*

Un homme âgé de 48 ans, d'un tempérament
bilieux, ayant la fibre naturellement disposée
aux maladies sthéniques, avait eu, à la suite des
fatigues inséparables du métier de la guerre, une
douleur rhumatique violente, qui s'était fixée sur
la cuisse droite. L'application de résolutifs spiritueux très-actifs avait fait disparaitre la douleur,
mais en déplaçant seulement l'humeur qui la provoquait. La santé du sujet se dérangea insensi-
blent, sans qu'il s'occupât à la rétablir. Il n'eut
recours à moi que lorsqu'il fut tourmenté d'une
douleur forte à la tempe droite, avec enfonce-
ment très-prononcé de cette partie. Cet état était
accompagné d'une toux sèche fréquente, et de
fièvre habituelle. Depuis quelque temps, il avait
une exacerbation marquée, chaque soir, par l'augmentation du mouvement fébrile suivi de sueur.

Le dégoût était joint à tous ces symptômes qui marchaient avec un amaigrissement général. Je commençai le traitement par l'application de vésicatoires très-étendus sur la cuisse qui avait été affectée. Pendant long-temps, j'entretins l'écoulement, mais avec très-peu d'avantage pour le soulagement du sujet qui avait été mis, dans le même temps, à l'usage de bouillons adoucissans, et successivement à celui du lait d'ânesse, dont l'administration long-temps continuée calma pour un temps très-court les symptômes maladifs. Le lait cessé, j'eus recours à l'aconit proposé par le docteur *Busch*. Si ce remède a jamais pu convenir dans une affection de poitrine, c'était, sans doute, dans celle-ci, en se réglant sur le principe rhumatique qui en fournissait l'élément. Après vingt jours de son emploi, à la dose de quatre grains par jour, le malade éprouva une hémorragie nasale assez forte. Dans aucune circonstance de sa vie, quoiqu'il eût fait des excès dans tous les genres, qu'il eût essuyé des fatigues de toute espèce, il n'avait eu de pareille évacuation. Celle-ci pouvant devenir salutaire, je me contentai de faire cesser l'usage du remède et d'observer. Le malade perdit du sang pendant quinze jours, et à plusieurs reprises dans la journée, sans retirer d'autre bien de cette hémorragie qu'un peu de diminution dans la douleur de la tempe. Je revins à l'aconit, mais en frictions sur les gencives. La sensation brûlante qu'il procura me le fit donner à un quart de grain seulement, mêlé avec du sucre. Après huit jours de son usage, la dose fut portée à demi-grain, continuée plus d'un mois, malgré l'excoriation qu'il décidait sur les parties frottées, la douleur à la tempe s'étant un peu adoucie. Le bien que produisait ce remède administré, comme je viens de le dire, n'étant pas en raison de l'inconvénient qui accompagnait son usage, et son administration à l'intérieur me paraissant dangereuse, d'après les mauvais effets que je lui avais vu produire sur deux phthisiques à qui j'avais donné mes soins, je l'abandonnai. Je proposai des bouillons adoucissans et incisifs, aidés d'un bon régime. La toux avait toujours lieu, la fièvre se soutenait, l'exacerbation se faisait sentir comme à l'ordinaire, le dégoût était le même. Cet état avait duré trois mois, lorsqu'une fièvre intermittente double tierce le compliqua : espérant qu'elle pourrait devenir critique salutaire, je ne me pressai pas d'agir. M'apercevant, après le huitième accès, toujours précédé d'un froid très-vif, que cette complication tournait au détriment du malade, et des signes de gastricité s'étant annoncés, j'ordonnai, le jour où l'accès était moindre, un purgatif minoratif, qui fut répété après quelques jours. Les premières voies me paraissant libres, je crus devoir m'occuper de dissiper les accès de fièvre.

J'avais combiné, pour d'autres malades, et avec le plus grand succès, l'opium avec la teinture de quinquina contre des fièvres intermittentes ; je l'avais employé uni au camphre dissous dans l'eau de vie contre d'autres maladies (j'ai rendu compte de ses effets), et j'avais guéri un homme attaqué de fièvre intermittente tierce, par les seules frictions faites avec l'opium dissous dans le même véhicule ; j'eus recours à cette dernière préparation. Je prescrivis six grains d'opium cru dans deux onces d'eau de vie. Le malade se frictionna trois fois dans la journée la partie interne de chaque cuisse et la région abdominale, en employant chaque fois demi-once de dissolution. L'accès (c'était le plus faible) fut moindre. Les frictions continuées, le froid de l'accès le plus fort se fit à peine sentir, et la chaleur fut très-douce. Toujours même moyen, la fièvre intermittente ne parut plus. Je crus m'apercevoir que la fièvre habituelle et l'exacerbation avaient diminué : la toux était moins fatigante, et la douleur de la tempe moins vive. Quoique je n'eusse eu dessein, en conseillant l'opium, que de combattre la fièvre intermittente, le bien qu'il produisait contre la première affection, m'en fit continuer l'usage. Le malade en employa constamment quatre grains par jour, pendant seize jours, à dater de la disparition des accès. Les urines coulèrent avec abondance ; la fièvre disparut insensiblement ; la toux cessa, l'appétit, l'embonpoint et les forces revinrent. A la douleur de la tempe succéda un peu de démangeaison. Le muscle crotaphite reprit de la nourriture, et le sujet recouvra une santé générale parfaite, n'ayant conservé qu'un peu de roideur à la partie inférieure du muscle crotaphite et de légers bourdonnemens d'oreille, du même côté.

VI.e OBSERVATION.

De l'effet de la teinture antispasmodique, dans un cas de maux de tête violens par cause rhumatique, accompagnés de douleurs à la poitrine et à l'estomac.

Le sujet dont je viens de parler, après avoir joui pendant un an d'une bonne santé, fut pris de vives douleurs aux tempes et dans tout le cuir chevelu. Il souffrait également de la poitrine,

avec cette particularité, que les douleurs de cette
cavité devenaient insupportables dans la marche
et que pour les rendre moindres, le malade
avait besoin de marcher lentement et d'allonger
beaucoup le pas. L'estomac lui faisait éprouver
aussi des sensations pénibles. Les fonctions de ce
viscère étaient visiblement dérangées : le sujet
avait du dégout, la bouche mauvaise ; il était
tourmenté d'insomnie, et avait beaucoup maigri.
Cet état se soutenait depuis un mois et demi,
lorsque je fus consulté. Je ne mis pas en doute
que le principe rhumatique qui n'avait été qu'as-
soupi, ne fût cause de cette nouvelle maladie.
Je prescrivis, en conséquence, les frictions avec
la teinture antispasmodique : elles furent faites,
matin et soir, sur la partie interne des cuisses et
sur le ventre, en employant chaque fois demi-
once de teinture. Ce moyen continué pendant
huit jours, fit disparaître tous les symptômes
énoncés, et la santé du malade se rétablit complétement, sans qu'elle ait été dérangée depuis cette
époque. Le sujet s'est même trouvé si bien portant,
qu'il a repris du service actif dans les armées de
la République.

VII.e OBSERVATION.

De l'effet de l'opium dissous dans la teinture de quinquina, dans un cas de fièvre intermitente compliquée d'affection rhumatismale.

Une dame âgée de 34 ans, d'un tempérament sanguin-bilieux, qui avait éprouvé à trois reprises différentes une attaque violente de rhumatisme, ressentit dans le cours d'une grossesse, des douleurs très-vives, qui reconnaissaient pour cause le principe énoncé. Une saignée du bras et un purgatif répétés à un assez long intervalle, procurèrent le soulagement qu'on pouvait désirer. Vers le sixième mois de la gestation, elle fut atteinte d'une fièvre intermittente tierce, qui porta une impression forte sur la tête et les articulations, en réveillant l'élément rhumatique. Les premières voies étant libres, je mis de suite la malade à l'usage de la teinture de quinquina dans trois onces de laquelle on avait fait dissoudre huit grains d'opium cru. Les deux tiers de la liqueur furent employés en frictions et en six fois, sur la partie interne des cuisses, avant l'heure du retour de l'accès, et la malade en fut garantie. Elle fut aussi délivrée des douleurs rhumatiques, la nuit où la fièvre se faisait sentir. Celle-ci ne reparut pas, l'usage de la teinture ayant été continué. L'élément rhumatique fut, pour ainsi dire, contenu en portant le remède là où il s'annonçait. Les premières frictions sur les cuisses fixèrent sur l'articulation du pied avec la jambe, les douleurs qui occupaient cette partie, les genoux et les hanches : celles appliquées à la partie interne des bras, fixèrent également sur l'articulation des mains avec l'avant - bras, les douleurs qui se faisaient sentir aux épaules, aux coudes et aux poignets, et elles cédèrent partout, en frictionnant les parties affectées.

VIII.e Observation.

De l'effet de la teinture antispasmodique camphrée, dans un cas de douleurs vives par cause vénérienne.

Nous donnions nos soins, M. *Fages* et moi, à un homme âgé de trente-six ans, d'un tempérament pituiteux, qui avait la fibre extrêmement lâche. Sa maladie, qui dans le principe n'avait été qu'une blénorrhagie, avait, par des circonstances, qu'il est inutile de rapporter, décidé une vérole constitutionnelle. Il portait à l'insertion du gland

gland et de la verge, du côté gauche, un ulcère qui avait rongé jusqu'au canal de l'urètre, au point de nous faire craindre qu'il ne fût percé. La déperdition de substance occupait le tiers au moins de la circonférence du membre viril. Le malade n'y ressentait point de douleur. Il n'en était pas ainsi à l'aine du même côté, qui était affectée d'un ulcère très-profond, dont l'étendue était de six pouces. Les bords en étaient fort relevés, durs et sensibles, et il procurait une douleur intolérable qui s'irradiait au loin. Voilà l'état du malade quand nous fûmes appelés. Il fut soumis de suite à mon mode de traitement, avec lequel je fais tous les jours des cures extraordinaires, et nous prescrivîmes, pour tâcher de calmer les douleurs plus vives dans la nuit, jusqu'à trois grains d'extrait gommeux d'opium, sans en obtenir aucun effet. Nous fîmes faire alors, en supprimant l'extrait thébaïque, dont le malade usait le soir, des frictions sur la partie interne de la cuisse du côté affecté, avec la teinture antispasmodique camphrée. La douleur, après la seconde friction, qui fut très-rapprochée de la première, fut suspendue comme par enchantement, et elle fut toujours réprimée par ce moyen. Le malade fut parfaitement guéri au bout de deux mois, par l'emploi de ma méthode.

En rapportant plusieurs cures de fièvres intermittentes opérées par l'opium, je n'ai pas la prétention d'indiquer un moyen inconnu. Depuis M. *Berriat*, plusieurs praticiens l'ont employé avec succès contre ces maladies. J'ai vu mon illustre maître *Lamure* guérir une fièvre quarte qui datait de dix-huit mois, par l'usage du laudanum liquide de *Sydenham*. La thériaque qui contient un grain d'opium par dragme, m'a réussi plus d'une fois, donnée à l'entrée de l'accès. Malgré les observations qui parlent en faveur de la qualité fébrifuge de l'opium administré intérieurement, et auquel on ne doit avoir recours, ainsi qu'aux autres remèdes doués de la même propriété, comme l'observe très-sagement M. *Coquereau* (1), que lorsque la fièvre peut être regardée comme spasmodique et entretenue par l'habitude qu'ont les nerfs, d'éprouver une modification vicieuse à telle ou telle heure, plusieurs

---

(1) Réflexions sur l'usage des antispasmodiques et des calmans, dans le traitement des fièvres intermittentes. (Journal de M. FOURCROY, tom. IV).

praticiens du plus grand mérite en redoutent l'usage à cause de ses effets stupéfians. Le mode d'administration que je présente, mettant à l'abri de ces effets, je crois, en me réglant sur la théorie de M. *Coquereau*, qui est celle de tout médecin qui connaît son état, être autorisé à regarder la teinture antispasmodique comme un fébrifuge par excellence, et préférable, dans la plupart des cas, au quinquina, sous quelque forme qu'on l'administre. Quoique je cherche à m'assurer du bon état des premières voies avant l'emploi de cette teinture, je l'administre quelquefois malgré qu'il y ait des signes de saburre, convaincu que le spasme peut les provoquer ou les entretenir, et je n'ai pas vu s'en ensuivre des accidens capables de me donner des regrets. Les observasions vraies que je vais offrir, mettront le praticien dans le cas d'apprécier le remède, et de juger si j'ai bien ou mal vu.

I.^e O B S E R V A T I O N.

De l'effet de la teinture antispasmodique, dans un cas de fièvre intermittente tierce.

Une femme âgée de 40 ans, d'une bonne constitution, d'un tempérament bilieux, avait eu, au mois de Germinal, une jaunisse pour laquelle on avait employé à plusieurs reprises des purgatifs drastiques qui l'avaient considérablement affaiblie. A peine cette maladie fut-elle terminée, qu'il lui survint une fièvre bilieuse rémittente de mauvais génie, dans laquelle on employa le quinquina à forte dose. A cette fièvre bilieuse succéda une fièvre intermittente double tierce, qui, traitée par de fortes doses de quinquina, ne laissait que trois ou quatre jours de repos, pour reparaître ensuite avec la même énergie. La fièvre ayant pris plus d'intensité, la malade s'adressa à moi, au commencement de Frimaire. Le froid qui précédait une chaleur forte, dont la durée était de dix heures, accompagnée de mal de tête violent et d'assoupissement, était très-vif et durait trois heures au moins avec tremblement et claquement des dents. La langue étant sale, je fis administrer deux grains de tartrite de potasse antimonié à la sortie de l'accès. Ce remède ayant produit des évacuations abondantes par haut et par bas, la fièvre devint tierce, mais avec augmentation du froid et du chaud. La malade, après deux accès, fut soumise aux frictions sur la partie interne des cuisses et sur le ventre, avec la teinture antispasmodique. Elle répéta l'opération quatre fois, avant l'accès qui devait

suivre, et employa quatre onces de teinture.
L'accès eut lieu, mais sa durée fut de moitié
plus courte que celle des précédens. Quatre onces
de teinture employées de nouveau, le jour libre,
la fièvre ne reparut plus, et la malade n'éprouva
même pas les inquiétudes qui se font sentir ordinairement le jour marqué pour son retour.

IIe OBSERVATION.

*De l'effet de la dissolution d'opium, dans un
cas de fièvre intermittente double tierce, accompagnée de sueurs abondantes.*

Un homme âgé de 30 ans, très-bien constitué,
d'un tempérament bilieux, était fatigné, depuis
quatre mois, d'une fièvre intermittente double
tierce, qui avait succédé à une fièvre rémittente
de mauvais génie, dans laquelle on lui avait
donné une grande quantité de quinquina : il en
avait fait également usage, et à haute dose, contre
la fièvre intermittente, mais sans succès dans ce
dernier cas. Lorsqu'il eut recours à moi, il était
exténué par des sueurs abondantes. Rien n'annonçait
l'embarras des premières voies, le malade man-
geant avec appétit. L'accès était marqué par un
froid très-léger, suivi d'une chaleur assez douce,

et qui se terminait bientôt par une sueur telle
que le malade mouillait dix à douze chemises.
Je le fis frictionner sur la partie interne des
cuisses et sur la région abdominale, avec une
once d'eau de vie qui contenait en dissolution
huit grains d'opium. Il répéta les frictions trois
fois avant l'heure de l'accès, qui fut moindre par
la diminution sensible des sueurs. Les frictions
furent continuées dans le même ordre, chaque
jour, et avec un nouveau succès. Le malade,
après avoir employé douze onces de teinture,
n'éprouva plus ni fièvre ni sueur. Il marcha d'un
pas rapide à une santé ferme.

III.e OBSERVATION.

*De l'effet de la teinture antispasmodique, dans un
cas de fièvre intermittente tierce.*

Un garçon âgé de 14 ans, sensible et violent,
d'un tempérament bilieux, fut pris, au commencement de l'été, d'une fièvre intermittente tierce,
qu'on laissa marcher sans lui opposer aucun remède
jusqu'après le neuvième accès. La maladie au lieu
de diminuer fut croissant. Le sujet se refusant à tous
les moyens administrés à l'intérieur, je le soumis
à l'usage de la teinture antispasmodique en fric-

tions sur la partie interne des cuisses et sur le ventre. Son action fut très-peu marquée pendant plus de quinze jours, le malade négligeant de se frictionner aussi fréquemment que je l'avais recommandé ; ayant même abandonné ce moyen, les accès devinrent plus violens. Il se décida alors à se laisser frictionner, de trois heures en trois heures , en employant chaque fois demi-once de teinture. L'accès qui survint après la huitième friction fut à peine sensible , et le même moyen ayant été répété avec la même exactitude , l'accès ne reparut plus.

IV.e OBSERVATION.

De l'effet de la dissolution d'opium et de camphre dans l'eau de vie , dans un cas de fièvre quotidienne intermittente.

Un garçon âgé de vingt quatre-ans , d'un tempérament éminemment bilieux , me fit appeler le premier jour complémentaire de l'an X. Il avait éprouvé la veille un accès de fièvre, accompagné, pendant toute sa durée, de vomissemens qui ne lui permettaient pas de garder la moindre boisson. Dans l'apyrexie, les vomissemens avaient lieu, mais seulement lorsque le malade prenait quelque aliment solide ou liquide. Je le mis à l'usage de la racine de colombo en poudre, donnée de trois heures en trois heures, à la dose de dix grains, avec autant d'yeux d'écrevisses. Après la première prise, les vomissemens cessèrent ; ils ne reparurent plus, deux prises ayant été encore administrées. L'accès eut lieu avec peu de froid, une chaleur peu vive, mais beaucoup de douleur à la région lombaire, à la tête et à l'estomac. Ces mêmes symptômes avaient paru dans l'accès précédent. La langue était sale, et sans l'irritation de l'épigastre que je cherchais à calmer, j'aurais administré un émétique, le malade n'ayant point d'appétit. J'insistai sur l'emploi du colombo, dont la dose fut portée à demi-dragme, avec autant d'yeux d'écrevisses, donnée en trois fois. J'étais autorisé à employer ce remède comme fébrifuge, le sujet dont il est question ayant été guéri, par son usage, l'année précédente, d'accès de fièvre très-violens. Dans la maladie actuelle, il n'eut pas le même succès. L'accès qui suivit, fut accompagné de douleurs plus vives. Je prescrivis la dissolution de six grains d'opium et de demi-dragme de camphre dans deux onces d'eau de vie, avec laquelle on le frictionna sur la partie interne des cuisses et sur le ventre. La moitié de la dose fut employée en deux frictions faites à trois heures d'intervalle l'une de l'autre. L'accès parut avec la même intensité : après sa terminaison, on répéta les frictions, et il en fut fait trois avant l'heure où la fièvre devait avoir lieu. Le froid ne se fit pas sentir, la chaleur fut modérée, il n'y eut point de douleurs dans les parties qu'elles affectaient auparavant, mais le malade en éprouva à la poitrine. Le lendemain, il se conduisit comme la veille : un peu de mal-aise remplaça les symptômes décrits ci dessus. On insista sur le même moyen, et le succès, ce jour-là fut complet. Les selles avaient été réglées, et les urines abondantes. L'appétit, dont le retour avait paru suivre la diminution de la maladie, fut très-bon, la fièvre ayant cessé. Les frictions furent continuées encore quatre jours, au nombre de deux seulement, le matin à jeun, et cinq heures après le dîner. La santé du sujet se raffermit sans le moindre trouble.

V.e OBSERVATION.

De l'effet de la teinture antispasmodique, dans un cas de fièvre intermittente tierce.

Un garçon âgé de 12 ans, avait éprouvé dix

accès de fièvre intermittente tierce, quand je fus consulté sur sa santé. Les premières voies me paraissant libres par l'effet d'un émétique et de deux purgatifs administrés pendant le cours de la maladie, je le fis frictionner avec la teinture antispasmodique. L'on en employa deux onces en quatre fois, dans l'intervalle d'un accès à l'autre : celui qui suivit cette administration fut infiniment moindre. Les frictions administrées comme l'avant-veille, le jour libre de fièvre, l'accès ne reparut plus, et la santé se rétablit promptement. C'était au commencement de l'été.

VI.e OBSERVATION.

De l'effet de la teinture antispasmodique, dans un cas de fièvre double tierce.

Une dame âgée de 26 ans, d'un tempérament éminemment bilieux, fut attaquée de fièvre intermittente double tierce, vers le milieu du mois de Prairial. L'accès débutait par un froid très-vif qui durait près de trois heures. La chaleur qui le suivait n'était pas, quoique forte, en raison du froid, ni par l'intensité, ni par la durée; elle se terminait par une trèslégère sueur. La langue n'était point sale, et la malade, hors de l'accès avait appétit, mais ne le satisfaisait pas. Elle éprouvait quelquefois des envies de vomir. Elle en était au second accès quand je fus appelé. Le besoin de vomir s'annonçant d'une manière plus prononcée, je prescrivis douze grains d'ipécacuanha et un grain de tartrite de potasse antimonié, pris en une seule fois. Ce remède procura des évacuations abondantes de matières bilieuses par le haut et par le bas. Rien ne fut changé dans la marche de l'accès. Le lendemain, un purgatif minoratif fut administré avec succès pour l'effet, sans utilité pour les suites, le cinquième accès ayant été plus violent que celui auquel il correspondait. J'ordonnai que la malade fût frictionnée, de quatre heures en quatre heures, sur la partie interne des cuisses et sur le ventre, avec demi-once de teinture antispasmodique Deux onces furent employées avant l'accès. Le froid fut très-faible, et ne dura pas plus d'une heure : la chaleur se fit à peine sentir. Le remède continué comme la veille, la fièvre n'eut pas lieu. La malade ne ressentit que des tiraillemens très-courts dans les membres. Les frictions ne furent continuées que deux fois, soir et matin, pendant quatre jours, et il n'y eut plus le moindre ressentiment d'incommodité.

VII.e OBSERVATION.

De l'effet de la teinture antispasmodique, dans un cas d'évanouissemens, qui suivaient le type tiercenaire.

Une dame âgée de 36 ans, d'une constitution délicate, ayant le genre nerveux très-sensible, éprouvait, depuis environ deux mois, un dérangement de santé qui s'annonçait par le dégoût, la bouche mauvaise, des fatigues d'estomac, et des flatuosités après le repas, des inquiétudes dans les membres, et peu de sommeil. Des envies de vomir s'étant jointes à cet état, je prescrivis le tartrite de potasse antimonié, et successivement deux purgatifs. Quoique ces remèdes procurassent les évacuations qu'on avait lieu d'en attendre, la malade ne s'en trouva pas mieux. Soupçonnant des causes morales, je conseillai un bon régime et beaucoup de distraction. Cet état maladif, au lieu de s'améliorer, s'aggrava. Il s'y joignit des maux d'estomac suivis d'évanouissemens, qui se répétèrent jusqu'à quatre fois le jour, et qui revinrent de deux jours l'un. Jamais le plus léger mouvement de fièvre ne se fit sentir. Quelques antispasmodiques, l'extrait de quinquina furent administrés à petite dose , il est vrai , sans le moindre succès. Je conseillai les frictions avec la teinture antispasmodique ; elles furent faites sur la partie interne des cuisses et sur le ventre , trois fois le jour libre , et une fois le matin du jour où les derniers symptômes que j'ai décrits avaient lieu. Il n'y eut point d'évanouissement , et les maux d'estomac sensiblement diminués ne se firent sentir que deux fois. Les frictions furent répétées le soir et trois fois dans la journée du lendemain. La malade eut de l'appétit , quoique la langue restât sale. L'usage de la teinture fut soutenu pendant deux jours , matin et soir , et les symptômes contre lesquels elle avait été administrée se dissipèrent entièrement. L'appétit allait croissant , mais la langue n'étant pas encore dépouillée , et voulant faire prendre le lait d'ânesse à la malade , un purgatif fut donné. Après ce purgatif , des mal-aises avec des frissons irréguliers , suivant toujours le type tierce-naire , prirent la place des évanouissemens et des maux d'estomac. J'ordonnai la résine de quinquina à la dose d'une dragme unie à vingt grains de sel d'absinthe dans quatre onces d'eau. La malade en prit quatre cuillerées à bouche , à trois heures d'intervalle l'une de l'autre , le jour libre , et le lendemain elle fut parfaitement tran-

quille. Elle continua le remède à deux cuillerées
seulement par jour, et sans renouveller la dose;
elle recouvra sa santé ordinaire.

VIII.e OBSERVATION.

*De l'effet de la teinture antispasmodique, dans
un cas de fièvre interrmittente double quarte.*

Une dame âgée de 50 ans, d'une constitution délicate, ayant un vice particulier de la lymphe
qui menace les parties osseuses, et qui agit visiblement sur le système glanduleux, éprouvait,
depuis près de quatre mois, un dérangement manifeste de sa santé. Une fièvre erratique la tour-
mentait depuis cette époque. L'appétit languis-
sait, et l'amaigrissement avec perte de forces
accompagnait cet état. La fièvre, toujours intermittente, avait pris une marche plus réglée lorsque
je fus appelé : elle était double quarte, et s'annonçait par de légers frissons qui duraient une
heure. A ce froid succédait une chaleur plus inquiétante que forte, qui se terminait par des
maux d'estomac, et souvent par l'évanouissement.
La langue étant sale, et la malade ayant beaucoup de dégoût pour les alimens, je prescrivis
douze grains d'ipécacuanha, qui agirent assez

puissamment par le haut. Deux purgatifs furent
aussi administrés avec succès. La fièvre se con-
vertit alors en double tierce, et elle devint tierce
après un troisième purgatif. Celui-ci, comme les
deux autres, était composé de demi-once de ma-
nésie calcinée. Le quinquina me parut devoir être
placé. La malade prit, dans l'intervalle d'un
accès à l'autre, une dragme de résine de cette
substance, avec demi-dragme de sel d'absinthe,
dans trois onces d'eau. Ce moyen qui m'a souvent réussi, trompa cette fois mon attente. L'accès
qui suivit l'administration du remède, fut plus inquiétant que celui qui l'avait précédée. La malade
étant douée d'un excès de sensibilité nerveuse,
je crus ne devoir pas insister sur une préparation
qui l'avait irritée. Je la laissai quelques jours
sans remèdes, mais nul changement heureux ne
survenant, j'eus recours à la teinture antispasmodique dont elle employa quatre onces, par le
mode ordinaire, dans le jour libre d'accès, ou
dans la matinée du jour où il devait avoir lieu.
La fièvre ne se fit pas sentir. La même dose de
teinture fut encore mise en usage à deux frictions par jour, et la malade n'éprouva plus ni
fièvre, ni malaise. L'appétit revint, et la santé
délabrée depuis long-temps se rétablit.

IX.e Observation.

De l'effet de la teinture antispasmodique, dans un cas de fièvre intermittente double tierce.

Une fille âgée de 7 ans, d'une assez bonne constitution, avait eu plusieurs accès de fièvre intermittente double tierce (c'était en Frimaire). L'embarras marqué des premières voies avait mis dans le cas d'employer un émétique et deux purgatifs, qui avaient procuré des évacuations abondantes, mais sans amendement. L'accès, au contraire, était précédé d'un froid plus vif et plus long. La langue était toujours sale, et l'enfant n'avait point d'appétit. Ne voulant pas fatiguer la malade par des purgatifs qui paraissaient nuire, je conseillai, malgré les signes de saburre, la teinture antispasmodique. Les frictions furent faites sur la partie interne des cuisses et sur le ventre, trois fois, à deux heures d'intervalle l'une de l'autre, avant l'invasion de l'accès, le jour où il était le plus faible. On employa chaque fois plein deux cuillers à café. Le froid fut beaucoup moins vif et plus court, ainsi que la chaleur. Les frictions répétées, comme la veille, après l'accès, celui qui devait venir, et qui était ordi-

nairement

nairement le plus violent, fut à peine sensible. Le même moyen continué éloigna la fièvre, sans retour. La langue se dépouilla, l'appétit revint, et l'enfant reprit une bonne santé. La dose de la teinture fut portée en tout à quatre onces.

X.e OBSERVATION.

De l'effet de la teinture antispasmodique camphrée, dans un cas de fièvre intermittente double tierce.

Une demoiselle âgée de 14 ans, d'une bonne constitution, bien réglée, venait d'éprouver une fièvre bilieuse continue de mauvais génie, dans laquelle la résine de quinquina m'avait parfaitement réussi à ramener la maladie à un état de simplicité qui éloignait tout danger. Après quelques jours de convalescence, cette demoiselle fut attaquée d'une fièvre intermittente double tierce. Le premier accès fut assez doux, le second fut annoncé par un froid suivi de chaleur âcre, avec un assoupissement profond, qui dura deux heures. Le chaud se soutint environ huit heures après que l'assoupissement fut dissipé, et se termina sans sueur. Le sujet ayant été purgé à la fin de la maladie bilieuse, et la langue

n'étant pas sale, le quinquina ayant été administré, il n'y avait pas long-temps, et considérant
la fièvre actuelle comme un moyen dont se ser-
vait la nature, pour se débarrasser, par la voie
des urines qui coulaient abondamment, d'un
reste d'humeur qui fatiguait les secondes voies,
je ne prescrivis rien. Le troisième et le quatrième accès augmentèrent d'intensité. Dans le
dernier, l'assoupissement fut plus long, et les
urines coulèrent moins qu'à l'ordinaire après qu'il
eut cessé. Pensant que le nervéux compliquait
l'élément de cette maladie, j'ordonnai des frictions, de trois heures en trois heures, sur la
partie interne des cuisses et sur la région abdominale, avec demi-once de teinture antispasmodique, dans laquelle on avait fait dissoudre huit
grains de camphre (1). Elles furent faites trois

---

(1) Quoique je n'aie pas vu la teinture antispasmodique
produire en général d'effet stupéfiant, et que j'aie guéri
une fièvre maligne nerveuse, accompagnée de stupeur dans
les redoublemens, par l'opium donné intérieurement, je
ne voulus pas, par rapport à l'assoupissement qui avait
eu lieu dans l'accès, malgré qu'il ne correspondît qu'à
celui du lendemain, en porter la dose plus haut, ce que
j'aurais fait sans cette circonstance. Je lui associai même
le camphre pour réprimer son action assoupissante, si elle
avait lieu. J'avais la certitude que cette substance ne pouvait pas affaiblir la qualité fébrifuge de la teinture antis-

fois avant l'invasion de l'accès, qui ne présenta aucune diminution (c'était le faible), mais qui fut suivi d'un peu de diaphorèse, avec plus de liberté dans les urines. L'accès terminé, on reprit l'usage des frictions que l'on fit quatre fois dans huit heures. Le froid n'eut pas lieu ; un peu d'engourdissement à la tête prit la place de l'assoupissement, et la sueur, sans être abondante, accompagna la chaleur dès son invasion. Celle-ci fut extrêmement modérée ; les urines coulèrent abondamment pendant sa durée, et surtout après qu'elle eut cessé. On revint alors aux frictions, de trois heures en trois heures, en n'employant que quatre grains de camphre par once de teinture. Je crus cette diminution nécessaire pour prévenir l'apparition d'élévations douloureuses à la peau, dans toutes les parties frottées. Ces élévations

---

pasmodique, par une expérience que j'avais faite il n'y avait pas long-temps, sans qu'elle fût cependant concluante. L'emploi du camphre à l'extérieur avait diminué sensiblement une fièvre intermittente, chez une femme qui, fatiguée des frictions répétées seulement huit fois, aima mieux prendre du quinquina. Quand même je n'aurais pas pu juger par moi-même de la qualité fébrifuge du camphre, je n'en aurais pas douté, d'après les observations de M. HALLÉ, et d'après celles de l'illustre BARTHEZ, qui l'avait devancé dans la découverte de cette propriété. M. HALLÉ n'en a parlé qu'en 1784, et BARTHEZ en 1756. Voyez le tom. III des savans étrangers.

que j'observais pour la première fois, quoique j'eusse employé souvent le même moyen, ressemblaient assez à celles qu'on remarque dans le *pemphigus*, avec la différence qu'elles ne paraissaient contenir aucun fluide : elles se dissipaient quelques minutes après la friction. La dose du camphre ayant été diminuée, elles furent moins considérables. La fièvre ni aucun des symptômes qui marchaient avec elle ne se firent plus observer. L'usage de la teinture fut continué encore plusieurs jours, et sa dose, en tout, portée à douze onces ; mais les frictions furent éloignées, et l'on se borna à trois et à deux par jour.

Il y avait une semaine que la malade jouissait de tous les agrémens d'une heureuse convalescence, lorsqu'elle fut prise d'une colique violente avec des déjections bilieuses abondantes. On avait négligé, quoique je l'eusse conseillé, d'entretenir la liberté du ventre au moyen des lavemens, et cette demoiselle prenant, en assez grande quantité, de la nourriture solide, avait resté huit jours sans garderobe. Je fus appelé de nouveau. Je trouvai la malade avec la fièvre qui dura deux fois vingt-quatre heures : un purgatif minoratif dissipa l'orage, et la convalescence ne fut pas troublée.

XII.e OBSERVATION.

De l'effet de la teinture antispasmodique, dans un cas de fièvre intermittente tierce.

Une demoiselle, à l'approche de la cessation de ses règles, avait été attaquée au printemps, et deux années de suite, de fièvre intermittente tierce, accompagnée de tous les signes de gastricité et de congestion bilieuse. Il avait fallu avoir recours aux émétiques, aux purgatifs et au quinquina. Une troisième fois, et à la même époque, il lui survint une fièvre de même espèce, s'annonçant par un froid très-vif, auquel succédait une chaleur des plus violentes, l'un et l'autre accompagnés d'un vomissement pénible et douloureux de matières bilieuses. Un émétique fut administré avec le plus grand effet, mais sans diminuer la violence de l'accès, ni des symptômes qui marchaient avec lui, et qui exigèrent l'emploi d'une potion antiémétique. Un purgatif n'eut pas plus de succès, quoiqu'il procurât des déjections abondantes. La malade étant douée d'une sensibilité nerveuse, qui s'était manifestée dans plusieurs autres circonstances, je conseillai, après le troisième accès, plus fort que les précédens, l'usage de la liqueur antispasmodique, frictionnée de quatre heures en quatre heures, sur la partie interne des cuisses et sur le ventre. Il en fut employé quatre onces pendant l'intermission. Tous les symptômes énoncés ci-dessus furent remplacés par une éruption d'ampoules ressemblant à celles que l'on voit dans la *porcelaine*, qui occupèrent les extrémités, le corps et la figure, avec une démangeaison insupportable. Je fis cesser l'usage de la teinture à laquelle j'attribuais l'état actuel de la peau. Les ampoules disparurent ; mais la démangeaison se soutint, quoiqu'en s'affaiblissant. La fièvre ne reparut pas. Il n'y eut pas de nouvelle éruption à l'heure où l'accès aurait dû venir, pas même d'augmentation dans le prurit. La malade ayant la langue sale et du dégoût, je prescrivis un purgatif minoratif, qui fit disparaître en entier l'affection de la peau.

Le praticien me blâmerait, sans doute, et avec raison, de n'avoir pas respecté cette affection de l'organe cutané, qui devait être regardée comme critique salutaire, et de ne l'avoir pas favorisée, si je ne lui présentais pas les motifs qui réglèrent ma conduite dans ce cas. Convaincu par ma pratique, comme tant d'autres médecins, qu'en général les éruptions de la nature de celle

dont je viens de parler, tiennent à la surabondance ou à l'altération de la bile, et étant assuré
par plusieurs observations, que la teinture antispasmodique n'avait provoqué de phénomène
pareil à celui que je rapporte, que chez des personnes d'un tempérament bilieux, et sous la
dominance actuelle de la diathèse bilieuse (1),
je crus devoir me conduire d'après l'indication

---

(1) En rapprochant les diverses circonstances dans lesquelles
l'usage de la teinture antispasmodique a été suivi d'éruptions, je pourrais regarder son emploi comme la pierre
de touche, au moyen de laquelle on reconnaîtrait la *dominance* de la bile, si elle ne se manifestait pas par d'autres
signes. La demoiselle dont j'ai parlé dans l'observation précédente, chez laquelle il se manifesta une éruption par l'usage
de la teinture antispasmodique camphrée, il est vrai, venait
d'éprouver une fièvre bilieuse, lorsqu'elle fut prise des
accès de fièvre qui cédèrent à l'emploi de cette teinture,
et il lui survint une diarrhée bilieuse qui troubla sa convalescence.

L'homme qui fait le sujet de la première observation
sur l'emploi de la teinture antispasmodique dans un cas
d'ischurie, avait employé une grande quantité de cette
teinture avec et sans addition de camphre, et il n'avait éprouvé
aucune éruption, lorsque dans une autre circonstance il fut
fatigué d'une éruption aux cuisses, qu'il n'avait frottées que
deux fois avec la teinture simple, éruption qui fut accompagnée, quelques heures après, d'une érysipèle à la face ; maladie qui ne laisse pas le moindre doute sur la *dominance*
actuelle de la bile.

que me fournissait cette éruption, d'une surabondance de bile dans les premières voies, annoncée d'ailleurs par la langue sale, la bouche mauvaise et le dégoût. Je n'attribuai la cessation de la fièvre qu'à l'action antispasmodique, ou à une propriété particulière de l'opium avec lequel j'avais souvent guéri, sans altération sensible de la peau, et je réglai ma conduite sur cette opinion. La malade ayant été purgée, fut mise à l'usage de la racine de *colombo*, et d'une eau chargée de gaz acide carbonique, ce qui ramena complétement l'appétit et la santé.

Un jeune garçon, de qui je n'ai pas parlé, était attaqué d'un rhumatisme bilieux qui affectait les genoux et les coudes. Je crus, après avoir fait précéder un émétique et un purgatif indiqués par des signes de saburre, pouvoir employer la teinture antispasmodique camphrée; mais après la seconde friction, il se manifesta sur tout le corps et la figure, une éruption d'une nature si particulière, qu'on ne la trouve décrite nulle part. Je suspendis l'usage de la teinture pour ne plus le reprendre. Dès l'apparition de cette éruption, les douleurs et l'engorgement des articulations diminuèrent, et la maladie se termina par des déjections bilieuses, provoquées au moyen de purgatifs minoratifs.

J'ai observé que les éruptions produites par la teinture camphrée offraient plus d'intensité, et se rapprochaient plus du *pemphigus*, que celles décidées par la teinture simple, qui ressemblent plus aux pustules qui accompagnent l'érysipèle.

XII.e OBSERVATION.

De l'effet de la teinture antispasmodique, dans un cas de fièvre intermittente tierce.

Un enfant âgé de six ans, d'une constitution délicate, fatigué depuis long-temps d'une toux pénible qui avait exigé quelques remèdes adoucissans et légèrement incisifs, fut atteint d'une fièvre intermittente tierce, avec augmentation de la toux, et accompagnée de dégoût. L'accès débutait par un froid assez vif qui durait environ deux heures, et qui était suivi d'une chaleur avec agitation, dont la durée était de sept à huit heures ; cet enfant avait eu huit accès, lorsque

---

Ces épiphénomènes qui sont excités par la teinture , quand même on les expliquerait d'une autre manière que moi , ne sont pas du tout défavorables à l'emploi du remède qui les produit. L'irritation locale qui les accompagne ne peut que servir à rompre le spasme , à diminuer les fluxions internes qu'on veut détruire . s'ils causent la maladie , ou à faire cesser le spasme de l'organe cutané en général , pour le concentrer dans une plus petite étendue. Je crois qu'il serait heureux de pouvoir déterminer ces éruptions à volonté , en donnant plus d'activité à la teinture , qui n'en conserverait pas moins ses propriétés essentielles.

je le fis frictionner avec la teinture antispasmodique trois fois le jour libre d'accès, et deux fois
le jour où il devait avoir lieu. On employait
demi-once de teinture pour chaque friction sur
les deux cuisses et sur le ventre. Le froid du
premier accès fut moindre, et l'agitation dont
j'ai parlé diminua. L'usage de la teinture continué
dans le même ordre, le froid fut à peine sensible,
la chaleur infiniment plus douce, sans agitation,
et la toux perdit de son intensité et de sa fréquence. L'appétit se fit sentir. Le même moyen
employé, il n'y eut qu'une légère réfrigération
pendant quelques instans, on n'observa point de
chaleur. Après deux autres frictions, l'enfant fut
délivré de la fièvre ; il eut de l'appétit, moins de
toux, et se porta mieux qu'avant la complication qui avait exigé l'emploi de la teinture.

XIII.e OBSERVATION.

De l'effet de la teinture antispasmodique, dans un cas de fièvre intermittente quarte

Une femme âgée de 48 ans, d'un tempérament bilieux, était fatiguée, depuis dix-huit
mois, d'une fièvre intermittente quarte qui avait
paru à l'époque de la cessation des règles. La

malade avait eu quelques suspensions très-courtes de sa fièvre, qui reparaissait toujours sous le même type, mais elle l'éprouvait constamment depuis huit mois quand je fus appelé. Elle avait pris un grand nombre de remèdes, parmi lesquels le quinquina n'avait pas été négligé. La maigreur et le dépérissement étaient très-marqués, la malade n'ayant point d'appétit. Comme elle venait de la campagne qu'elle avait toujours habitée, avant de lui rien ordonner, je voulus essayer si le changement d'air n'influerait pas avantageusement sur son état ; elle n'en retira aucun bien. Après deux accès aussi forts que ceux qui les avaient précédés, marqués par un froid léger, mais par une chaleur vive et âcre, accompagnée de maux de tête violens, je crus devoir recourir à des remèdes. Nous étions à la mi-automne, et je ne pouvais pas compter, pour la guérison, sur l'influence d'une saison qui favorise le développement de la maladie que j'avais à combattre. Vu le dégoût et la saleté de la langue, je prescrivis deux grains de tartrite de potasse antimonié (la malade en avait usé plusieurs fois) ; il procura des évacuations abondantes de matières bilieuses, par haut et par bas, mais sans réveiller l'appétit, et sans rien changer à l'intensité des accès. Ayant l'intention d'employer la teinture antispasmodique, et ne voulant pas attribuer à ce remède une cure qui aurait peut-être appartenu à l'émétique, je n'ordonnai rien après l'administration de celui-ci. Le sujet éprouva deux accès aussi forts qu'auparavant. Je conseillai alors la teinture en frictions sur la partie interne des cuisses et sur le ventre. La malade en employa six onces avant le retour de la fièvre ; le froid n'eut pas lieu, la chaleur fut plus douce et plus courte, et le mal à la tête diminua sensiblement. Le même moyen continué, sans nul changement dans son administration, la fièvre ne reparut plus. La malade se frictionna encore quatre fois dans les deux jours libres. L'appétit revint, ainsi que la santé, qui n'a été troublée par aucun dérangement, depuis plus de quatorze mois : la malade au contraire ayant pris un embonpoint qu'elle n'avait pas avant les accès de fièvre.

XIV.e OBSERVATION.

De l'effet de la teinture antispasmodique ajoutée à celle de quinquina, dans un cas de fièvre quotidienne intermittente.

Une jeune fille âgée de quatre ans, avait, depuis plus d'un mois, une fièvre quotidienne inter-

mittente. Il avait fallu user de supercherie , pour
la purger , après l'avoir émétisée , les premières
voies étant embarrassées. Le besoin d'un moyen
capable de fixer la fièvre était impérieux , les accès
allant croissant , et les fièvres automnales com-
mençant à régner. Il était impossible d'administrer le quinquina intérieurement; il fallut donc
le prescrire en frictions. On l'employa pendant
plusieurs jours de cette manière , sans le moindre
succès. Je me décidai alors à ajouter la teinture
antispasmodique à celle de quinquina , dans la
proportion d'un sur deux. Le premier jour , les
frictions diminuèrent l'intensité du froid ; en les
continuant , le lendemain , l'accès fut infiniment
plus court , et il manqua le troisième jour pour
ne plus revenir. L'enfant fut encore frictionnée
pendant trois jours , mais deux fois seulement
chaque jour : elle l'avait été trois fois avant chaque
accès. On employa en tout trois onces de teinture de quinquina , et une once et demie de teinture antispasmodique.

Il ne sera pas hors de propos que j'observe
que la mère de la malade, qui administrait le
remède , commençait à être en convalescence d'une
fièvre intermittente qui avait cédé au quinquina
donné intérieurement. Elle n'avait éprouvé aucune

sensation pénible de l'emploi de cette substance, dont la dose avait été ménagée, et les frictions qu'elle fit à sa fille lui procurèrent des insomnies, de l'agitation, et une ardeur à la poitrine, qui ne cédèrent que par la cessation des frictions.

Cette observation m'en rappelle deux autres qui offrent plus d'intérêt. La première est celle d'une demoiselle attaquée de fièvre intermittente, qui, ne voulant faire aucun remède, et frictionnant avec la teinture de quinquina, sa mère qui avait la même maladie, guérit par l'absorption qui se fit par la paulme de la main : la mère guérit également. La seconde mérite quelques détails.

Une dame âgée de 45 ans, d'un tempérament bilioso-pituiteux, souffrait constamment depuis plusieurs années, d'une douleur rhumatique à l'articulation de la seconde phalange du doigt du milieu de la main droite, à l'articulation du bras avec l'avant-bras, et au sein du même côté. La douleur au sein était beaucoup plus ancienne que celle des autres parties, et avait été décidée par la piqûre d'une aiguille. Cette piqûre avait donné naissance à une petite tumeur qui ne s'était plus dissipée. La douleur s'y faisait éprouver assez constamment depuis cette époque, mais moins vive que depuis l'apparition de celle du doigt et du coude. Cette dame ayant frictionné très-souvent une demoiselle à qui j'avais conseillé l'emploi de la teinture de quinquina, se trouva délivrée de toutes ses douleurs pendant six mois, et n'en fut affectée de nouveau qu'après que le vent du sud eut régné fortement. La disparition de la douleur au sein me fit penser qu'elle avait été activée tout au moins par le principe rhumatique, si ce n'était pas à cet élément qu'on devait l'attribuer.

XV.e OBSERVATION.

De l'effet de la teinture antispasmodique camphrée, avec celle de quinquina, dans un cas de fièvre intermittente tierce.

Un garçon âgé de 16 ans, d'une bonne constitution, d'un tempérament sanguin bilieux, était tourmenté, depuis vingt mois, d'une fièvre intermittente, qui, tierce dans le principe, avait pris le type de quarte, qu'elle avait conservé pendant quelque temps, et était revenue dans celui de tierce quand on me consulta. Il avait employé vainement une très-grande quantité de quinquina, et beaucoup d'autres remèdes indiqués par des personnes instruites , et par quelques-unes qui ne l'étaient pas. Je vis le malade, pour la première fois , au sortir de l'accès dont la durée avait été de douze heures , dont deux occupées par un froid assez léger, et les autres par une chaleur forte , accompagnée d'un peu de sueur. Les premières voies me paraissant en bon état , je prescrivis la teinture antispasmodique mêlée à parties égales avec celle de quinquina, administrée en frictions sur la partie interne des cuisses et sur le ventre. Avant l'heure à laquelle l'accès aurait dû revenir, le sujet employa six onces de la liqueur en six fois, et la fièvre ne reparut pas. Il ne cessa pas pour cela l'usage du remède ; il le continua en se frictionnant deux fois par jour , jusqu'à ce qu'il en eût employé encore dix onces.

XVI.e Observation.

De l'effet de la teinture antispasmodique combinée avec celle de quinquina , dans un cas de fièvre intermittente quarte.

Un homme âgé de 26 ans, d'un tempérament bilioso-pituiteux, d'une constitution assez forte , éprouvait depuis dix mois , une fièvre intermittente quarte, qui avait été traitée dans le principe

cipe par des émétiques et des purgatifs, par le quinquina diversement combiné, auxquels on avait substitué, vu leur inutilité, des remèdes adou_ cissans qui, sans opérer la guérison, paraissaient diminuer l'intensité de la fièvre. Le malade habitant la campagne vint me consulter ; je lui conseillai de faire usage de la teinture antispasmodique, mêlée à parties égales avec la teinture de quinquina administrée comme dans le cas précédent. L'accès diminua en raison de l'administration du remède, et le sujet, après avoir employé vingt-quatre onces de la teinture, n'éprouva plus que deux ou trois heures d'une légère chaleur, le jour qu'occupait l'accès qui durait ordinairement de douze à quinze heures. Le retour de l'appétit, la faculté de se livrer à quelques travaux de la campagne, dont le malade n'avait pas pu s'occuper depuis long-temps, lui firent abandonner les frictions, et ce mal-aise se dissipa peu à peu sans aucun remède.

XVII.e OBSERVATION.

De l'effet de la teinture antispasmodique combinée avec celle de quinquina, dans un cas de fièvre intermittente septénaire.

Un homme âgé d'environ 50 ans, d'un tempérament bilieux, était tourmenté, depuis dix-huit mois, d'une fièvre intermittente qui, dans le principe, avait paru sous le type de tierce; elle était devenue erratique, et elle avait, depuis plusieurs mois, pris le type de septénaire, qu'elle conservait lorsque je fus consulté. Le malade avait usé d'émétiques et de purgatifs, de quinquina à plusieurs reprises et sous diverses formes, de bouillons, de petit lait, de sucs apéritifs. Pendant long-temps, il avait été fatigué de dégoût, mais s'étant familiarisé avec la fièvre (ce sont les expressions dont s'est servi le malade, en me faisant part de son état par écrit), l'appétit était revenu, ainsi qu'un peu d'embonpoint. Malgré cette amélioration, il n'en éprouvait pas moins chaque septième jour un accès, dont le froid était léger, mais dont la chaleur était forte et longue. A ce retour périodique de fièvre, se joignaient un peu de faiblesse et un teint très-jaune. Je conseillai pour tout remède les frictions avec la teinture antispasmodique, mêlée à parties égales avec celle de quinquina. Huit onces de l'une ou de l'autre furent employées dans les quatre derniers jours qui précédaient l'accès. Le malade n'éprouva pas la plus légère impression de fièvre, et n'en ressentit plus, quoique ce fût en hiver. Son appétit ainsi que son embonpoint augmentèrent , et son teint devint frais et fleuri.

Emploi de·la coloquinte , dans quelques cas de manie.

Si j'avais moins de candeur , je présenterais , comme le produit du génie, l'usage heureux que j'ai fait de la coloquinte chez quelques maniaques , en avançant que le siége de la manie est dans les régions épigastrique ou abdominale , qu'elle est décidée le plus souvent par des embarras de matières muqueuses , pituiteuses , très-tenaces et qui exigent des remèdes d'une action énergique ; je dirais que j'ai administré la coloquinte d'après une théorie rationnelle. Je serais , il est vrai , en contradiction avec moi-même , puisque j'ai avancé que l'emploi , à l'intérieur , des purgatifs , méritait la préférence sur leur administration en friction : mais , comme dans les observations que j'ai à rapporter , la guérison a presque toujours eu lieu sans évacuations notables par les selles , je donnerais à entendre que je n'ai voulu retirer de la coloquinte qu'un effet incisif , fondant etc., etc. ; que craignant une action trop vive de cette substance administrée à l'intérieur , je l'ai appliquée sur la peau. Ennemi du mensonge et du charlatanisme , je vais rapporter les faits tels qu'ils sont ; s'ils se répétaient souvent , la méthode iatroliptice serait encore plus précieuse.

I.e OBSERVATION.

De l'effet de la coloquinte , dans un cas de manie par cause catarrhale

Je fus appelé pour une femme qui, depuis plusieurs jours, était dans un état de manie, dont les accès étaient quelquefois accompagnés de mélancolie profonde et d'une taciturnité que rien ne pouvait rompre, et marqués d'autres fois par un délire frénétique. Je trouvai la malade sans fièvre, le ventre souple, mais serré, les urines seules fournissant. La peau était assez douce, mais sans transpiration sensible. Nulle gêne ne se faisait remarquer dans la respiration : la malade, pâle en santé, avait la figure décolorée ; l'œil terne ne s'animait que faiblement ainsi que le visage, lorsqu'à la stupeur succédait l'état frénétique. Elle se refusait à tous les alimens solides, et ne prenait les liquides qu'avec beaucoup de répugnance. Je cherchai inutilement à découvrir si quelque affection morale avait précédé l'état maladif ; s'il était dû à des écarts dans le régime, à quelque imprudence. Les réponses à mes questions ne me présentèrent qu'une cause catarrhale, annoncée par des frissons marqués, et une fluxion sur la joue droite. La malade avait 40 ans. Jamais elle n'avait eu d'autres indispositions que celles qui accompagnent les couches : son tempérament était pituitoso-bilieux.

Je débutai par l'usage du tartrite de potasse antimonié, qui, sous plusieurs points de vue, me paraissait convenir. L'expérience, comme je le rapporterai plus bas (quoique les observations que j'aurai à citer pour prouver son efficacité m'écartent de mon sujet), m'autorisait à l'emploi de ce remède, qui, chez la malade, dont il est question actuellement, fut porté sans effet sensible à une dose très-forte. J'eus recours successivement à d'autres moyens, sans être plus heureux. La constipation forte qu'éprouvait le sujet, m'engagea à lui faire frictionner sur le ventre soixante gouttes de teinture de coloquinte; les urines seules coulèrent un peu plus abondamment. La friction répétée le lendemain, le ventre se lâcha à l'aide d'un purgatif administré intérieurement. Les évacuations alvines ne se soutinrent pas. L'état maladif parut amélioré, mais faiblemént. Après quelques jours passés sans

remèdes , la malade se refusant à boire , à prendre
de la nourriture , je crus devoir employer de nouveau la coloquinte. M. *Alibert* lui ayant vu produire des effets purgatifs , après en avoir fait
user en poudre mêlée avec du sain-doux , j'adoptai
ce mode. Je fis frictionner , le soir , sur le ventre ,
vingt grains de cette substance unie au sain-doux.
La friction parut agir sur les voies urinaires.
Je répétai ce moyen , sans en obtenir d'autres
effets qu'une augmentation d'urines extrêmement
bourbeuses. Peut-être l'aurais-je abandonné , si je
ne m'étais pas aperçu que l'affection mentale di-
minuait un peu. Les frictions furent continuées ,
et à la huitième , l'état maniaque céda. On ne
remarquait dans les idées de la malade que le
trouble et la confusion qui accompagnent quelquefois l'effet du pavot. Elle prenait sans répugnance
tout ce qu'on lui donnait ; elle se prêtait à tout
ce qu'on exigeait d'elle. Elle goûtait les dou-
ceurs du sommeil , dont elle avait été privée
pendant long-temps. Le réveil était tranquille.
J'aidai par des lavemens les frictions qui furent
répétées encore huit fois, qui n'avaient jamais
lâché le ventre , qui n'avaient pas procuré la plus
légère sensation , pas même la moindre altération
dans le pouls. Ces lavemens facilitèrent la sortie
de matières durcies. Les urines se soutinrent, mais

moins abondamment. Après la seizième friction,
la tête fut parfaitement libre, et la malade se
rétablit assez promptement.

I Ie OBSERVATION.

De l'effet de la coloquinte, dans un cas de manie,
par cause laiteuse.

Une femme âgée de ·30 ans, d'un tempérament bilieux, avait éprouvé plusieurs attaques
de manie avec délire. La première avait été décidée par un traitement dur, dans un moment
où elle nourrissait. Le lait quitta le sein, et donna
naissance par sa déviation à une affection mentale grave, puisqu'elle exigeait qu'on gardât à vue
la malade qui voulait se défaire. Cet état se soutint pendant sept mois, malgré les soins d'un des
meilleurs praticiens de Montpellier, et il ne céda
qu'à la grossesse. Le calme le plus parfait avait
eu lieu pendant cinq ans, lorsque la même cause,
dans les mêmes circonstances, rappela la même
maladie. Celle-ci ne dura que quatre mois : elle
fut, comme la première, dissipée par la grossesse.

Après deux ans de la santé la plus parfaite, toujours par la même cause, et dans des circonstances pareilles, le sujet éprouva un troisième retour de manie. Il y avait deux mois qu'il s'était annoncé, lorsque je fus appelé. La malade avait cherché plusieurs fois à se priver du jour; il lui était arrivé de jeter à terre son nourrisson. Je la trouvai dans un délire obscur, la figure un peu animée, les yeux ardens. Elle avait un dégoût prononcé; la constipation était forte; les urines rares. Depuis long-temps la malade était privée du sommeil. Le lait avait diminué sensiblement; mais l'enfant prenait toujours le sein, et je recommandai qu'on le lui donnât. Le pouls, sans être fiévreux, était un peu vif. Les accès de manie avaient lieu particulièrement pendant la nuit, fort longue alors (c'était à la fin de Frimaire). Je prescrivis des pilules composées d'extrait d'opium, de celui de jusquiame blanche et de camphre, répétées dans la journée, dans la vue de procurer un peu de sommeil. J'ordonnai une boisson rafraîchissante et antispasmodique. Le sujet qui, dans le jour, était assez docile, ne ressentit aucun effet de ces moyens continués quelque temps. J'eus recours alors à la coloquinte employée à la même dose, et de la même manière que dans le cas précédent. Je fis frictionner la malade, le soir, au moment où elle se mettait au lit. Le lendemain, elle poussa une selle. La friction répétée, le ventre fut lâché comme la veille. Les urines coulèrent un peu plus qu'à l'ordinaire, et furent plus colorées, au rapport de la garde. La troisième friction ne procura aucune évacuation alvine : la nuit qui la suivit fut plus douce. La quatrième n'agissant que sur les voies urinaires, augmenta encore la tranquillité de la nuit. Après la sixième enfin, la malade jouit du calme le plus parfait. Je fis continuer pendant six jours encore le même moyen. A la huitième friction, l'appétit était revenu, les excrétions furent comme dans l'état de santé, et il ne parut, après la douzième, aucun signe de maladie. Le lait s'étant reporté au sein, la malade continua à nourrir avec succès.

Ce n'est pas seulement entre mes mains que la coloquinte a réussi contre la manie. Les deux observations suivantes m'ont été fournies par M. *Blavet*, officier de santé, qui pratique avec beaucoup de succès à Cournonterral, village à quelques lieues de Montpellier. M. *Blavet* m'ayant consulté pour un jeune homme devenu maniaque, je le priai d'employer le moyen dont je viens de parler, et de m'instruire du résultat. Voici l'observation telle qu'il me l'a comuniquée.

« *A. Valette*, de *Cournonterral*, âgé de 16
» ans, venait d'essuyer une fièvre catarrhale ma-
» ligne, à la suite de laquelle il avait paru un dépôt
» à la partie postérieure et moyenne de la jambe
» droite. Ce dépôt s'étant dissipé brusquement,
» il survint un état de manie marquée par une
» terreur panique, qui empêchait le malade de
» prendre de la nourriture, de dormir par l'effet
» de la méfiance qu'il avait pour tout ce qui
» l'approchait. Je le fis frictionner de force sur
» le ventre avec la coloquinte unie au sain-doux.
» Les frictions furent faites une fois le jour,
» et portées au nombre de cinq. La dose de la
» coloquinte fut d'une once pour l'entier traite-
» ment. Après les deux premières frictions, les
» urines coulèrent abondamment, des coliques
» assez vives, sans déjections, se firent sentir :
» le malade éprouva du mieux. Après la cinquième
» friction, il reprit sa raison ; vingt jours s'étaient
» écoulés depuis le retour de sa santé, lorsque
» la tumeur se reproduisit dans la place qu'elle
» avait occupée ; elle fut ouverte, traitée mé-
» thodiquement et guérie ».

Peu de jours après cette cure, M. *Blavet* ayant été appelé pour une femme maniaque, proposa le même remède. Le mode d'administration ayant étonné les parens de la malade, l'un d'eux vint me trouver, accompagné de M. *Blavet* qui avait eu l'honnêteté de dire qu'il tenait de moi le moyen qu'il indiquait. J'exhortai fortement à l'employer, il fut mis en pratique, et eut le succès dont je vais rendre compte, toujours d'après le même officier de santé.

« La femme du marechal-ferrant de *Villeneuve*,
» village à une lieue de Montpellier, à la suite
» de violens chagrins, tomba dans un état de
» manie accompagné de délire furieux, dont les
» accès fréquens faisaient courir des risques aux
» habitans de la commune, et aux parens de
» la malade, au point de les faire aviser aux
» moyens de l'enfermer. Ce fut à cette époque que
» je fus appelé pour lui administrer des secours.
» Je fis de suite frictionner la malade sur toute
» l'étendue du ventre, avec trois gros de colo-
» quinte incorporée avec le sain-doux. On eut
» la plus grande peine à faire la friction ; j'or-
» donnai qu'elle fût répétée pendant huit jours.
» Cette première friction ne procura aucune sen-
» sation à la malade, qui, depuis son retour à la

» santé, dit ne pas se rappeller de l'administra-
» tion du remède ; mais à la seconde , elle éprouva
» des coliques suivies de selles fréquentes et co-
» pieuses ; à la troisième, elle se reconnut, et
» au grand étonnement de tout le monde, elle
» prit une cruche, et fut aussi tranquillement
» qu'avant ses accès de manie, chercher de l'eau
» à la fontaine : l'usage de la coloquinte fut
» abandonné. Depuis trois ans, ni l'un ni l'autre
» de ces malades n'a eu le moindre ressentiment
» de son affection ».

Comment la coloquinte a-t-elle agi ? Ceux qui
veulent tout expliquer, diront peut-être qu'elle a
décidé un déplacement de spasme. Peut-être pen-
seront-ils que la friction, soit par le manuel de
l'opération, soit en introduisant une substance
très-active, a détruit des engorgemens plus ou
moins considérables, qui étaient entretenus par le
ton vicié des nerfs, ou qui l'entretenaient. Toutes
ces propositions peuvent être soutenues, mais
malheureusement elles ne peuvent pas être étayées
d'un grand nombre de faits. Sans avoir l'amour
propre de croire que mon opinion doive prévaloir,
si le praticien devait rechercher le comment,
j'adopterais la dernière. Elle s'accorde mieux
avec les conséquences que j'ai tirées de l'obser-

vation. Qu'on ne me croie pas, pour cela, l'ami des remèdes. Je ne suis pas plus médecin symptomatique qu'un autre ; j'en fournis des preuves , et j'ai su quelquefois produire de grands effets en employant peu de moyens. J'ai appliqué à propos des émétiques pour combattre des hémoptysies , des pertes utérines ; l'opium dans des cas où les symptômes les plus marquans paraissaient le contr'indiquer ; l'eau de poulet , comme cordial , chez un homme qui n'avait point de pouls , dont les extrémités étaient froides , la figure décolorée , qui , en un mot , était au point de périr. Je me fixais sur la cause que j'avais pu déterminer assez sûrement. Quoiqu'on soit souvent obligé de faire la médecine *à juvantibus et lædentibus*, ce ne peut jamais être dans le début d'un traitement qui doit être dirigé d'après l'étiologie de la maladie , lorsqu'on adopte surtout une méthode non usitée.

Les observations de M. *Blavet* , la dernière surtout, fortifient mon opinion, sans en prouver la solidité , mais elles fournissent la preuve, si l'on ne refuse pas d'attribuer la guérison des deux malades dont il parle , à la coloquinte, que souvent nous sommes avares des doses , et qu'avec plus de hardiesse nous opérerions quelques fois des cures que nous n'obtenons pas. Je n'entends pas parler de cette audace aveugle, qui, prenant sa source dans l'ignorance ou la cupidité, se joue de la vie des hommes, mais de cette hardiesse étroitement liée à la prudence, qui ne fait agir que d'après des probalités, et qui pénètre le médecin de la maxime, *si non prosis, saltem non noceas*, et de cette vérité, *sat citò, si sat benè.*

Si, dans tous les cas que je viens de rapporter, la coloquinte avait agi comme sur un malade chez qui je l'ai administrée de concert avec M. *Fages*, je croirais que cette substance opère dans la manie, par une vertu spécifique qu'il ne serait pas possible d'expliquer. Frictionnée sur le ventre depuis dix grains jusqu'à un gros et demi par jour, son usage continué pendant dix jours, nous avons vu revenir à la raison un homme de 30 ans, d'un tempérament éminemment bilieux, sans observer aucun changement dans la quantité ni dans la qualité des urines, le ventre étant plus resserré que dans l'état ordinaire de santé. L'affection mentale que nous combattions avait été décidée par une cause morale. La guérison dont je parle n'est pas confirmée depuis un temps assez long, au moment où j'écris, pour que je présente ce fait avec confiance, comme une preuve de l'efficacité de la coloquinte contre la manie. Quoique les autres cas que j'ai rapportés parlent en faveur de cette substance appliquée à l'extérieur, je sens que pour constater d'une manière certaine sa vertu antimaniaque, il faudrait un plus grand nombre d'observations. Je désire bien ardemment de n'être pas en même de répéter mes expériences dans des cas de maladie aussi fâcheuse pour l'humanité; mais s'il se présentait plusieurs occasions où le remède qui m'a réussi fût sans effet, et que je fusse forcé, par le *non-succès* répété, d'attribuer les guérisons que j'ai obtenues, après son emploi, à toute autre cause que je n'aurais pas saisie, à un mouvement spontané de la nature, aussi inexplicable que celui qui peut souvent produire une affection mentale, je me fairais un devoir de l'annoncer. J'ai été obligé de l'abandonner chez un maniaque qu'il agitait extrêmement, et qui fut guéri par l'usage des bains, et surtout par celui du petit lait chargé de mercuriale, qui tint le malade dans un état constant de diarrhée pendant deux mois; le sujet était d'un tempérament éminemment bilieux (1).

---

(1) Il est possible que j'eusse guéri ce dernier malade

Peut être serait-on étonné que j'aie eu recours au tartrite de potasse antimonié, dans le premier cas de manie que j'ai cité, si je ne rapportais pas les observations qui m'autorisaient à prescrire ce remède, quoique étrangères à la méthode iatroliptice. Dans un ouvrage qui ne contient que des faits, les digressions, même longues, n'ont rien de choquant, et elles offrent de l'intérêt quand on ne se les permet que pour présenter

---

par la méthode iatroliptice, en substituant un autre remède à la coloquinte.

M. Thomas, médecin de beaucoup de mérite, qui pratique à Pézenas, a dissipé chez une demoiselle dont le genre nerveux était extrêmement sensible, une manie qui lui parut liée à la modification vicieuse des nerfs, par l'emploi du camphre frictionné sur la partie interne des cuisses. Ce moyen fut continué pendant quinze jours, matin et soir.

Je crois ne devoir pas laisser ignorer, quoique ce que j'ai à dire eût été mieux placé ailleurs, que le même praticien ayant à soigner dans l'hôpital de Pézenas deux personnes avancées en âge, atteintes l'une et l'autre d'une diarrhée ancienne, qui avait résisté à tous les remèdes donnés intérieurement, les guérit promptement en leur faisant frictionner sur l'épine du dos, du diascordium délayé dans de l'eau de vie, le liniment spiritueux d'après les effets duquel il se réglait, étant trop cher pour un établissement qui commande la plus grande économie.

des

des guérisons. Le médecin observateur doit moins s'assujétir à l'ordre dans ses relations qu'à l'exactitude.

A diverses époques, j'avais eu à soigner quatre personnes affligées d'une affection maniaque, et j'avais cru, comme le dit le professeur *Pinel*, dans son savant *Traité sur la manie*, que le siége primitif de cette maladie était dans les régions épigastrique et abdominale. J'avais pensé que la cause matérielle, chez ces quatre sujets, de l'affection maladive de ces régions, dépendait de la dégénération ou de la surabondance dè la bile (1). En disant que c'est-là une des causes les plus ordinaires des affections mentales dans les contrées méridionales, je ne pense pas avancer une erreur. C'en serait une grossière, si j'attribuais aux vices de la bile, dans tous les cas, la production de ces maladies. Je serais en contradiction avec les deux observations que je viens

____

(1) L'illustre BARTHEZ ne reconnaît-il pas la surabondance de la bile, quand il dit dans son *second Mémoire sur les fluxions* (inséré dans les *Mémoires de la Société Médicale d'émulation*), que la jaunisse, la diarrhée, etc., dépendent d'une bilescence établie dans la masse du sang et des humeurs? Personne moins que lui cependant n'a méconnu l'influence nerveuse.

de citer, puisque la manie, dans la première, était produite par cause catarrhale, et que c'était la matière laiteuse, dans la seconde, qui lui avait donné naissance.

Que j'aie tort de ne croire que difficilement aux maladies nerveuses essentielles existantes sans une altération des humeurs, qui entretient, si elle ne provoque pas toujours, l'état maladif des nerfs ; que je considère ceux-ci dans le plus parfait état de santé, quoiqu'ils forment l'anneau principal de la chaine qui lie et anime les fonctions vitales, quoiqu'ils soient doués d'une mobilité et d'une irritabilité inhérente à leur essence ; que je les considère, dis-je, jusqu'à un certain point, quand ils doivent passer à l'état de maladie, comme des cordes sur un instrument, disposées à donner des vibrations dès qu'on les touche, vibrations bornées, à la vérité, mais qui peuvent être très-étendues, toujours en raison de la force qui les provoque, et qui se soutiennent tant qu'elle agit, peu importe. Je n'ai que des faits à présenter, chacun établira la théorie qui lui plaira le plus.

D'après ma manière de voir, j'avais donné à trois des quatre sujets dont j'ai parlé plus haut, des remèdes propres à corriger et à évacuer la bile. La décoction de pois-chiches qui m'a réussi, dans presque tous les cas de jaunisse, qui ne reconnaissent pas pour cause l'affection notable de quelque viscère du bas-ventre, était la boisson ordinaire des malades. Je l'aiguisais quelquefois avec le tartrite de potasse antimonié, que je donnais aussi quelquefois comme émétique, et je leur avais rendu la santé. Dans ces cas, la guérison n'avait eu lieu qu'après des évacuations abondantes de matière bilieuse par le vomissement, et plus particulièrement par les selles : dans le quatrième, le tartrite de potasse antimonié n'avait agi que comme diurétique, quoique porté à une dose très-forte.

Le premier de ces malades avait, d'après la division du professeur *Pinel*, une manie avec délire, qui, dans les premiers instans, l'avait porté à se défaire. C'était un homme de 45 ans, d'un tempérament éminemment bilieux, d'une sensibilité nerveuse excessive, et d'une imagination ardente. Aucun des divers événemens de la révolution ne lui était indifférent, et il en était survenu qui l'avaient vivement affecté. Appelé auprès de lui, trois jours après que son état maladif se fût annoncé, je le trouvai dans un délire, sans fièvre,

qui lui donnait de la méfiance pour les personnes qui lui étaient les plus chères. Il se refusait constamment à prendre des alimens, dans
la crainte qu'ils ne fussent empoisonnés. Je pensai
que l'indication la plus urgente était d'évacuer la
bile ; mais l'impossibilité de rien faire avaler,
m'empêchait de la remplir. Depuis trois fois vingt-
quatre heures, le malade n'avait reçu aucune
nourriture : ses forces paraissaient cependant se
soutenir. Ne pouvant rien gagner sur lui par la
persuasion, je crus qu'une excitation forte serait
dans le cas de·décider un relâchement qui per-
mettrait d'employer les remèdes nécessaires. Je
feignis de vouloir l'attacher pour lui faire prendre
de la nourriture. Il entra dans une violente agitation ; l'événement répondit à mon attente. Les
forces exaltées par une contrariété soutenue , et
par les efforts que le malade était obligé de faire
pour me résister , cédèrent tout à coup. Je profitai de ce moment pour administrer de l'eau
stibiée , qui procura par le bas des évacuations
abondantes de matières bilieuses. Après ce premier effet , les alimens ne furent pas refusés avec
autant d'obstination , quoique le délire parût être
le même , mais portant sur d'autres objets. On
entretint les évacuations, et le mieux les accompagnant , le malade , sans avoir recouvré la

raison, se prêta à ce qu'on voulut de lui. Il fut mis à l'usage de la décoction de pois-chiches, aiguisée tantôt avec le tartrite de potasse anti-monié, tantôt rendue laxative par l'addition du sel de *Glauber*. Après le terme de trente et quel-ques jours, la raison reprit tous ses droits. Il resta une mélancolie profonde, mais qui fut dis-sipée au moyen du petit lait, des sucs tirés des plantes apéritives, et d'une eau riche en gaz acide carbonique.

Quoique j'aie énoncé que je ne croyais pas qu'il existât beaucoup de maladies nerveuses *per se*, je ne méconnais point l'influence des nerfs sur presque toutes les maladies, malgré qu'elle ne s'annonce pas avec les signes qui établissent l'affection nerveuse proprement dite. Si la sensi-bilité nerveuse mise en jeu dans quelques cas, sans altération préalable des humeurs, décide celle-ci par les dérangemens qu'elle occasione dans les fonctions de différens organes, les ma-ladies le plus décidément humorales ne manquent jamais de se compliquer avec le nerveux, qu'elles affectent de telle ou telle manière, en procurant une lésion générale ou locale, ce qui met sou-vent le praticien dans l'impossibilité de distinguer l'effet de la cause : effet qui devient cause lui-même, quand celle-ci est détruite, lorsqu'il a été décidé fortement, et qu'il a été long-temps soutenu.

En conséquence de cette opinion que je n'ai pas créée, sans doute, mais sur laquelle je base ma pratique, je donnai au malade, dont je viens de parler, après avoir déblayé un peu les premières voies, quelques doses d'opium, ce qui ne contribua pas peu à favoriser l'action des autres moyens, par le calme qu'il procura, qui, devenu parfait, n'avait pas été troublé depuis cinq ans, lorsqu'à la suite de quelque violent chagrin, il se manifesta un nouvel accès de manie, moins fort cependant que le premier. L'eau stibiée, la décoction de pois-chiches rendue laxative, et le petit lait ramenèrent, en très-peu de temps, le malade à la raison.

Le second malade était un homme de 40 ans, qui ne différait du premier que par une grande sensibilité morale. Les événemens de la révolution ne l'avaient pas affecté aussi fortement, mais il avait les passions extrêmement vives. Il fut atteint de manie avec délire. Tous les alimens, toutes les boissons devaient le suffoquer ; aussi fallait-il des sollicitations très-pressantes pour l'engager à on prendre. Partout il voyait la mort, la désirait quelquefois ; mais il aurait été incapable de se la donner, par la crainte qu'elle lui inspirait. Le sommeil rarement venait-il à son secours. La peur de mourir, s'il s'endormait, le tenait éveillé, et lorsque quelquefois il prenait un peu de repos, il se réveillait dans une agitation extraordinaire, se croyant mort. Le ventre n'était pas aussi libre que dans l'état de santé ; mais le sujet n'éprouvait pas la constipation qui accompagne ordinairement la maladie dont il était atteint. Les urines coulaient en assez grande quantité ; elles n'étaient qu'un peu ardentes, ce qui n'est pas ordinaire dans cet état.

Le malade fut mis au régime végétal, entre-mêlé d'un peu de viande blanche ; il mangeait matin et soir une purée de pois-chiches, et sa boisson ordinaire était la décoction de ce légume, dans laquelle j'avais noyé du tartrite de potasse antimonié. Après l'usage, pendant quelques jours, de ces moyens qui avaient rendu le ventre plus libre, je plaçai un purgatif minoratif, qui, ayant procuré de fortes déjections bilieuses, décida un mieux marqué. Sept à huit jours s'étant écoulés sans autres moyens que le régime et la boisson désignés ci-dessus, j'eus recours à un second minoratif, qui agit avec autant d'efficacité que le premier. La tête fut un peu plus calme, sans être entièrement débarrassée. En continuant la décoction de pois-chiches stibiée, je fis passer le malade à l'usage du lait d'ânesse, précédé de petites doses de quinquina rouge, en poudre. Je fis cesser la décoction dont le malade était ennuyé, et je le purgeai trois fois dans l'espace de vingt jours avec la magnésie calcinée. Ce traitement continué deux mois, aidé d'autant de dissipation, de distraction et d'exercice qu'il était possible d'en procurer, le malade fut parfaitement rétabli. Les bains, le petit lait lui furent cependant prescrits, pour corriger une âcreté dartreuse qu'il portait depuis long-temps. J'observai plus d'une fois qu'un ton et une conduite sévères qui lui en imposaient, suivis de très-près du ton de la douceur et de l'amitié, rompaient brusquement les accès, et me faisaient obtenir ce qu'il avait refusé obstinément. Il n'a paru depuis cinq ans aucun retour d'aliénation mentale.

Une femme âgée de 30 ans, d'un tempérament bilieux, qui paraissait avoir peu de sensibilité physique et morale, quoiqu'elle eût été maîtrisée par le sentiment du cœur, qui lui avait procuré des chagrins, était attaquée, depuis près de trois ans, de cette aliénation mentale, que le professeur *Pinel* appelle mélancolie, ou délire exclusif sur un objet. Elle était sans cesse tourmentée par la crainte de mourir de faiblesse, prétendant que son pouls ne battait plus : elle le faisait tâter à chaque instant, et se fâchait quand on trouvait qu'il répondait bien. Son délire portait sur d'autres points, mais qui avaient trait au même objet, la peur de la mort, par la cause déjà assignée. Par fois son état présentait les caractères de la manie, sans qu'on eût observé de périodicité marquée. Elle était fort maigrie : son teint d'un jaune plombé annonçait le dérangement physique de sa santé. Le flux menstruel, dans le cours de sa maladie, avait éprouvé un dérangement sensible : une sueur habituelle qu'elle avait aux pieds, depuis son enfance, s'était supprimée. Plusieurs remèdes, quand je fus chargé du soin de sa santé, avaient été employés inutilement. Je proposai la décoction de pois-chiches stibiée. Après quelques jours de son usage, je donnai le tartrite de potasse antimonié comme émétique, et je décidai de fortes évacuations de matières bilieuses, par le vomissement et par les selles. La tête parut un peu plus libre. La malade se dégoûtant de la décoction dont j'ai parlé, je lui donnai pour boisson ordinaire de l'eau stibiée. Je la fis vomir de nouveau et à quatre époques différentes, à huit jours d'intervalle l'une de l'autre. La tête se débarrassa en raison des évacuations. La malade fut parfaitement rétablie dans trois mois. Il s'est écoulé quatre ans depuis sa guérison, sans qu'on ait remarqué aucun signe de maladie. Les règles ont repris leur cours, et plus abondamment que jamais. La sueur des pieds s'est rétablie, et la malade a même plus de gaîté, et le teint plus fleuri qu'avant le dérangement de sa santé.

Un homme de 60 ans, avait éprouvé une fièvre gastrique bilieuse, qui paraissait avoir été bien jugée, d'après le rapport qu'on me fit. Il n'avait pas eu cette maladie à Montpellier, où on le conduisit pour le faire soigner d'une manie avec délire, qui s'était annoncée un mois après la maladie dont je viens de parler. Je fus appelé avec M. *Fabre*, chirurgien, chef d'anatomie de l'École de santé de Montpellier : l'importance des fonctions qu'on lui a confiées dans une École aussi célèbre, annonce assez son mérite, pour que je me dispense de faire son éloge.

Nous trouvâmes le malade sans fièvre, mais ayant le teint jaunâtre, le ventre était souple, mais très-serré ; les urines coulaient comme dans l'état de santé. L'appétit était bizarre et irrégulier, le sommeil rare et troublé. Le délire portait sur tous les objets, et le malade passait rapidement de l'un à l'autre. Il se refusait assez constamment à prendre de la nourriture : l'eau était la seule boisson qu'il voulût accepter, encore la prenait-il avec méfiance, par la crainte qu'on n'y eût ajouté quelque substance nuisible. La nécessité d'adoucir et d'évacuer la bile fixa particulièrement notre attention. Ne pouvant pas remplir la première indication, nous nous occupâmes de la seconde. Espérant beaucoup d'un ébranlement général, nous proposâmes le tartrite de potasse antimonié, dans lequel la qualité émétique était très-rapprochée. Un grain donné dans un verre d'eau suffit en général pour exciter le vomissement : notre malade en prit huit dans l'espace de huit heures, et dans très-peu de liquide, sans éprouver la moindre sensation, et sans nul effet de son administration, pendant le jour. Ce ne fut que dans la nuit, après avoir fait prendre encore huit grains de tartrite de potasse antimonié, qu'il y eut un peu de sueur, et que les urines coulèrent abondamment : elles furent d'un jaune très-foncé. Le malade ayant soupçonné qu'on avait fait quelque addition à l'eau qu'on lui avait servie, refusa d'en boire. Le tartrite de potasse antimonié fut mis dans les alimens. Qu'on me passe l'expression qui rend exactement ce qui eut lieu, pendant huit jours le tartrite de potasse antimonié fut donné à toute sauce. Le malade en prit cinquante grains. Les urines devinrent de plus en plus abondantes, ayant toujours la même teinte. Nous n'aperçumes pas jusqu'à la fin du huitième jour la plus légère envie de vomir. La constipation se soutint opiniâtrement. Le calme néanmoins renaissait dans les idées, en raison de l'abondance des urines. Un vomissement considérable de matières bilieuses qui eut lieu, le cinquantième grain de tartrite de potasse antimonié donné, l'augmenta sensiblement et le raffermit. Le malade se soumit alors à un régime approprié. Le ventre s'ouvrit, les urines, sans le secours d'aucun remède, continuèrent à couler en quantité, mais moins jaunes. Dans un mois, le malade fut parfaitement rétabli : sa raison n'a plus été troublée depuis cette cure opérée il y a quatre ans.

La certitude dont la médecine pratique est susceptible, n'est fournie sans doute que par la multiplicité d'observations, et l'uniformité dans leurs résultats, lorsque les causes à combatre étaient les mêmes et qu'elles ont cédé aux mêmes moyens. Je crois donc avantageux d'ajouter aux faits que je viens de rapporter, et qui prouvent l'utilité du tartrite de potasse antimonié, contre la manie, une observation que m'a communiquée M. *Fages*. Afin de ne pas en diminuer le prix, je vais la transcrire littéralement.

« Un homme du département des Bouches du Rhône, âgé d'environ 30 ans, d'une constitution bilieuse, très-irritable, devenu maniaque depuis quatre mois, me fut adressé, sans aucune instruction par ses parens, au commencement de l'été de l'an 7. Ce fut en vain que je cherchai à prendre des renseignemens, avec ses gardes, sur la cause de cette affection ; ils ne surent me donner aucune réponse satisfaisante. Je pris dès lors le parti de l'observer très-attentivement jusques à l'arrivée de ses parens. Je le gardai quelques jours chez moi, et le plaçai ensuite dans un vaste jardin hors de la ville, autant pour pouvoir le traiter d'une manière plus convenable, que pour le soustraire aux importunités des curieux et des indiscrets. Je recommandai à ses gardes d'être fort réservés avec lui, de s'en faire craindre et de le bien surveiller, sans trop le contrarier et sans user de moyens violens. J'observai

donc que quoique sa manie fut continue, elle présentait néanmoins une rémittence bien marquée ;
tous les jours, vers onze heures ou midi, son délire
augmentait, et se portait quelquefois jusques à
la fureur : ses idées incohérentes roulaient alors
avec rapidité sur toute sorte de sujets indistinc-
tement, et cet état se continuait, en s'affaiblissant
pourtant, jusques sur les huit heures du soir.
Le sommeil était calme et la matinée assez
tranquille ; mais sur les onze heures ou midi,
son délire revenait avec une nouvelle intensité,
qui était plus particulièrement remarquable les
jours impairs. Le type de double tierce qu'affectaient ces exacerbations maniaques, joint à la
perte de l'appétit, à l'appétence qu'il manifestait
pour la boisson et les acides, à la douleur de
tête continue, à la constipation et à son teint
jaunâtre, me fit penser que cette manie pouvait
bien dépendre d'une congestion bilieuse profondément fixée sur les organes épigastriques, et
qu'elle avait le plus grand rapport, quant à la
cause matérielle, avec la *paraphrosyne calentura*
de *Sauvages*, qui est une espèce de délire sans
fièvre, qui affecte fréquemment ceux qui passent
le tropique, qui dépend de la saburre gastrique
bilieuse, et qu'on guérit par le vomissement. Je
me crus d'autant plus fondé dans cette opinion,

que je pense avec *Lacaze*, *Bordeu*, *Fouquet* et autres , que l'épigastre doit être regardé comme un des principaux centres , ou hypomoclion des forces sensitives, et que cette région étant le centre des sensations internes, est presque toujours, comme le pense *Pinel*, le siége primitif de la mélancolie et de l'hypocondrie, avec lesquelles la manie a les plus grandes affinités ou le plus grand rapport.

Au moment où j'allais commencer le traitement dont j'avais basé le plan sur l'idée que je m'étais formée de sa maladie, les parens arrivèrent, et ne purent m'apprendre autre chose sur la cause de cette affection, sinon que le malade s'était beaucoup occupé à des travaux de calcul, qu'il avait usé avec excès de liqueurs fortes, pour se soutenir dans ce travail, et qu'enfin on avait inutilement employé pendant son séjour chez lui, les bains, les douches , et différens remèdes rafraîchissans. Renforcé dans mon opinion, par ces renseignemens, je profitai du goût que le malade avait pour les boissons acides, et de l'aversion qu'il montrait pour les substances animales, pour lui prescrire un régime purement végétal ; et pour boisson , une dissolution de tartrite acidule de potasse (crème de tartre), étendue dans une grande

quantité d'eau , et dans laquelle on jetait quelques tranches de citron. Après qu'il eut usé , pendant quelques jours, de ce digestif ou dissolvant ,
je lui administrai deux grains de tartrite de potasse antimonié , qu'on fit dissoudre dans six
onces d'eau. Cet émétique procura l'évacuation
d'une grande quantité de bile porracée, par le
vomissement , et quelques évacuations par les
selles. Dès ce moment, son état s'améliora d'une
maniére vraiment surprenante : je répétai encore
cet émétique cinq fois, en mettant trois , quatre,
et quelquefois cinq jours d'intervalle entre chaque
prise. Dans les jours libres , le malade prenait le
matin à jeun , quatre onces sucs dépurés de chi-
corée sauvage, de fumeterre, de cresson de fontaine et de cerfeuil, et par-dessus ces sucs il
avalait un verre de petit lait clarifié, dans lequel
on faisait dissoudre deux gros d'acétite de potasse (terre foliée de tartre); dans la journée
il buvait à verrées, et à des heures distantes des
repas , la limonade indiquée plus haut, et obser-
vait le même régime. Après l'usage répété de
l'émétique, dont le succès surpassa mes espérances,
je lui prescrivis à deux reprises un purgatif minoratif. Quoique à cette époque le malade fût
aussi bien qu'on pût le désirer , puisqu'il avait
entièrement recouvré l'usage de la raison, et que les
symptômes

« symptômes concomitans de l'affection bilieuse eussent entièrement disparu, je crus nécessaire d'effacer
l'impression vicieuse qu'avaient reçu les deux
principaux centres de la sensibilité, en lui prescrivant le camphre à haute dose, soir et matin,
le petit lait clarifié, dans lequel on faisait infuser
les fleurs de caille-lait jaune, et celles de tilleul,
les bains tièdes, et les douches froides sur la tête,
pendant qu'il restait dans le bain : je ne négligeai
point non plus de rétablir le ton de l'estomac,
en lui faisant prendre tous les jours l'ipécacuanha
à petite dose, dans la première cuillerée de soupe.
Ces derniers moyens suffirent pour raffermir sa
raison, rétablir complétement sa santé, et me
faire jouir du plaisir de rendre à la société et à
sa famille un citoyen estimable, que la perte de
la raison en avait séparé, et qui aujourd'hui
remplit un emploi distingué dans le service de
la République ».

Emploi de la digitale pourprée.

Avant d'employer la digitale pourprée en frictions, j'avais éprouvé plus d'une fois son efficacité, donnée intérieurement, contre l'hydropisie
ascite. Quoique mon projet soit de ne parler
que de ses effets par absorption, il sera peut-être

14

de quelque utilité que je dise, en passant, ce que l'administration, à l'intérieur, de ce remède m'a mis dans le cas d'observer. J'en ai commencé l'usage à trois grains par jour, combinés avec la crême de tartre, l'iris de Florence, et le nitre à demi-dragme chaque; le tout divisé en trois prises, dont l'une était donnée le matin à jeun, l'autre une heure avant dîner, et la troisième quatre ou cinq heures après le repas. J'en ai porté graduellement la dose à quinze grains dans la journée, sans augmenter celle des autres substances. Alors j'ai observé que la digitale décidait un érétisme considérable, marqué par l'état du pouls, par la diminution des évacuations, par les coliques et par l'altération qu'elle procurait. Lorsque j'ai voulu employer la digitale seule, le même érétisme a eu lieu par une dose infiniment moindre; et j'ai été obligé de revenir à la combinaison que j'avais abandonnée, parce qu'elle provoquait plus puissamment les urines et les selles.

Connaissant l'action de la digitale donnée à l'intérieur, je me décidai avec plus de confiance à l'employer d'après la méthode de *Brera*.

I.e OBSERVATION.

De l'effet de la digitale pourprée, dans un cas
d'hydropisie ascite compliquée d'anasarque.

Un homme, âgé d'environ 30 ans, avait été attaqué, il y avait trois ans, d'hydropisie ascite, qui
avait paru céder, d'après son rapport (moi-
même ne l'ayant pas traité), aux remèdes généraux. Un an après, il reparut un épanchement
considérable dans le bas-ventre, compliqué d'anasarque. Je lui rendis la santé par l'usage d'un
vin blanc chargé de genièvre et nitré, comme
le propose *Monro* dans son *Essai sur l'hydropisie,*
aidé de la scille et de quelques prises de jalap,
de cloportes et de safran de mars, données tous
les huit jours. Cet homme menant une vie sédentaire, et habitant un pays marécageux, je
lui conseillai de changer d'habitation, et de prendre un état qui lui fit faire de l'exercice (il était
cordonnier). Se croyant à l'abri de toute rechûte
par la bonne santé qu'il avait acquise, il négligea
mes avis. Un an après son départ de Montpellier,
il revint réclamer mes soins, mais dans l'état le
plus fâcheux, l'anasarque et l'ascite étaient portées
au plus haut point. Le ventre était tellement dis-
tendu par le liquide qu'il contenait, qu'il y avait

plusieurs dilacérations de l'épiderme. Le malade ne pouvait se mouvoir sans la plus grande difficulté. Si je n'avais pas eu le dessein d'employer la méthode de *Brera*, je me serais décidé par un sentiment d'humanité à faire pratiquer la ponction qu'un praticien ne doit employer que lorsqu'il a épuisé toutes les autres ressources de l'art, excepté qu'il n'ait à combattre une hydropisie enkistée, ou celle dans laquelle l'épanchement a été formé d'une manière rapide.

Mon malade ayant la fibre naturellement lâche, et sa sensibilité se trouvant considérablement émoussée, par l'énorme collection de fluide qui s'annonçait de toute part, voulant, avant de commencer les frictions, décider un ébranlement dans tout le système, et particulièrement dans les viscères du bas-ventre, je ne craignis pas d'ordonner, pour prendre intérieurement, vingt grains de digitale pourprée, en une seule dose, moyen qui, administré par un mal-entendu à un de mes malades dans un cas semblable, avait procuré un soulagement marqué, par les évacuations abondantes qu'il avait décidées par haut et par bas. Mon attente fut trompée ; nulle évacuation : pas même la plus légère sensation. Je n'obtins pas plus d'effet d'une dragme de jalap, mêlé à autant

de crême de tartre. Désirant absolument de déterminer une secousse , j'eus recours au tartre
stibié qui , à la dose de deux grains , procura un
léger vomissement et quelques selles.

Le malade , après cet émétique , commença
l'usage de la digitale , à la dose de vingt grains ,
macérée pendant douze heures dans un gros de
salive. Cette masse, divisée en trois parties , fut
frictionnée sur le ventre , le matin , vers midi et
le soir. Cette dose fut répétée pendant trois jours.
Le premier , les évacuations furent à peine sensibles ; le second et le troisième , elles furent
abondantes par les selles et par les urines. J'observai dès-lors une diminution dans les enflures.
La digitale fut augmentée de dix grains , et la
salive, en proportion , le quatrième et le cinquième
jours ; mais les évacuations ayant diminué considérablement, il y eut augmentation dans les enflures. M'étant assuré , dans la pratique , qu'il est
dangereux d'exciter trop fortement la nature , et
qu'elle se roidit souvent contre un aiguillon trop
puissant, ayant d'ailleurs l'expérience que la digitale que j'avais donnée intérieurement avec le
plus grand succès , portée à une certaine dose,
procurait un érétisme qui s'opposait aux effets
que je sollicitais , je revins à vingt grains. Ne

pouvant cependant pas décider si c'était l'excès
de dose que je devais accuser, ou si les pores
absorbans du bas-ventre se refusaient à l'action
nécessaire , je fis faire les frictions, divisées comme
les premiers jours, sur la partie interne des cuisses,
des jambes et des bras, alternativement. Les
évacuations reprirent de suite leur cours. Au quinzième jour du traitement , le *scrotum* était entièrement désenflé, le ventre affaissé, et les enflures du reste du corps diminuées d'une manière
très-marquée. A cette époque , le malade se
plaignit d'altération et de sécheresse à la bouche.
Je lui fis faire usage, pour boisson ordinaire ,
d'une décoction légère de chiendent nitrée. Au
vingt-septième jour, il ne resta qu'un peu d'enflure au bas des jambes, mais sans œdème. La
digitale fut diminuée de moitié, et continuée
encore douze jours , de même que l'eau de
chiendent nitrée. Nul signe de maladie n'existant
alors , j'abandonnai la digitale , et la remplaçai
par la canelle, le safran de mars, et le sucre-
candi, à dix grains chaque dans la première cuillerée de soupe. Quelques onces de vin blanc
chargé de genièvre furent également employées
le matin à jeun. Ces moyens continués pendant
un mois, avec des diminutions graduées , assu-
rèrent la santé du sujet. Il en jouit sans trouble

l'espace de quinze mois ; mais n'ayant changé ni de genre de vie, ni de séjour, après ce terme les enflures reparurent : il eut recours, sans consulter personne, aux frictions avec la digitale dont il avait emporté une certaine quantité. Ce remède lui manquant, et les enflures ayant fait des progrès, il accourut auprès de moi ; mais le quatrième jour de son arrivée, il mourut d'une hydropisie de poitrine. Il m'avait assuré que la digitale qu'il avait employée à plusieurs reprises, mais sans en soutenir l'usage, avait toujours chassé les enflures, et qu'il ne s'était cru perdu que dès l'instant que ce secours lui avait manqué.

II.e OBSERVATION.

De l'effet de la digitale pourprée, dans un cas de menace d'hydropisie de poitrine.

Une dame, âgée de 60 ans, éprouvait tous les symptômes qui caractérisent une hydropisie de poitrine. J'employais depuis long-temps une série de remèdes les plus vantés, au choix desquels avaient présidé les professeurs *Fouquet* et *Petiot*. L'effet de ces moyens s'était borné à enrayer les progrès de la maladie, mais sans avoir procuré aucune diminution dans les symptômes. J'eus recours à la digitale employée par la méthode de *Brera*, n'en ayant cependant porté la dose qu'à dix grains. Peu de temps après son usage, il y eut une amélioration sensible dans l'état de la malade, qui ne tarda pas à recouvrer entièrement la santé.

III.e OBSERVATION.

De l'effet de la digitale pourprée, dans un cas d'orthopnée.

Un homme, âgé de 48 ans, d'un tempérament pituiteux, sujet à une dyspnée habituelle, éprouvait, chaque hiver, une plus grande difficulté de respirer, et restait dans un état d'orthopnée tant que duraient les froids rigoureux. Vers le milieu de cette saison qui avait été pluvieuse et humide, le froid n'étant pas encore bien vif, il eut son attaque accoutumée, mais plus forte que jamais. Je craignis, au premier coup d'œil, un catarrhe suffocant ou un *hydrotorax*. D'après un examen réfléchi, je sentis que je n'avais à redouter que la formation de la dernière maladie. Les sinapismes, les vésicatoires, comme révulsifs et comme dérivatifs, avaient été employés inutilement quand je fus appelé. On avait donné sans succès des béchiques incisifs. Je proposai de faire, deux fois le jour, des frictions sur la partie interne de chaque bras, avec vingt grains de digitale pourprée, en poudre, macérée dans la salive. Ce moyen mis en pratique, pendant deux jours, ne procura pas de mieux dans la respiration, mais les urines coulèrent avec plus d'abondance et furent très-bourbeuses. Elles se soutinrent dix jours dans le même état, et pendant ce temps le remède fut continué. Je crus, après ce terme, devoir en suspendre l'usage, parce qu'il me parut procurer un peu d'irritation. Des boissons adoucissantes ayant été substituées à la digitale, le malade fut bientôt débarrassé des symptômes graves qui le tourmentaient, et je vis s'évanouir les craintes d'une hydropisie de poitrine.

Ce serait conclure très-légèrement, d'après le sentiment de plusieurs, si j'attribuais à l'action de la digitale la disparition de la suffocation, qui peut n'avoir cédé qu'aux seuls efforts de la nature, cette suffocation s'étant soutenue au même degré pendant tout le temps de l'administration du remède : mais ne puis-je pas penser, sans prévention, que la digitale, en augmentant beaucoup les urines qui charrièrent considérablement, diminua l'engorgement du poumon, sans décider d'expectoration, et que la gêne qui eut lieu dans la respiration pendant l'action du remède qui procurait une évacuation salutaire, était due à une irritation particulière qu'il déterminait sur l'organe même, en le débarrassant? Le calme produit par les boissons adoucissantes après la cessation de la digitale, me le fait présumer. Ce qui vient à l'appui de cette opinion, c'est que le sujet n'éprouva point de nouvelle crise, lorsque les froids furent plus piquans, qu'il a eu, depuis cette époque, la respiration habituellement plus libre, et qu'il a été l'hiver suivant à l'abri de l'orthopnée qu'il essuyait depuis longues années, dans cette saison rigoureuse.

Les avantages que j'avais retiré de l'usage à l'extérieur de l'eau de vie chargée de la vertu de différentes substances, me firent penser que la teinture de digitale aurait les mêmes propriétés que cette plante en poudre, et que cette préparation me donnerait plus de facilité dans l'administration du remède. Je fis donc préparer une teinture avec une once de digitale pulvérisée, sur huit onces d'eau de vie.

I.e OBSERVATION.

De l'effet de la teinture de digitale, dans un cas d'hydropisie ascite, par cause catarrhale.

Appelé auprès d'un enfant de quatre ans, je le trouvai avec un épanchement sensible dans le bas-ventre ; les extrémités inférieures et supérieures étaient bouffies, les urines ne coulaient presque pas. Il y avait quinze jours qu'on s'était aperçu que le volume du ventre augmentait, et la bouffissure avait paru depuis huit. Une cause catarrhale était la seule à laquelle je pusse attribuer la maladie actuelle. L'enfant toussait depuis quelque temps, il avait éprouvé, et il ressentait encore, par fois, quelques légers frissons : son appétit se soutenait ; il n'avait pas plus de soif que dans son état ordinaire de santé. Je prescrivis de suite la teinture de digitale, dont on devait employer une once par jour, frictionnée en trois fois sur la partie interne des cuisses, sur le ventre et sur les reins. J'ordonnai de nourrir l'enfant très-sobrement, et de lui donner à boire le moins qu'on pourrait. Tout fut exécuté ponctuellement. Ayant été revoir le malade quatre jours après, j'observai une diminution très marquée dans les symptômes décrits ci-dessus. Les urines avaient coulé facilement et en abondance, et le ventre avait été plus libre qu'à l'ordinaire. On avait employé quatre onces de teinture : je fis continuer le même moyen. Quatre onces frictionnées encore en quatre jours, il ne resta plus aucune trace de maladie, et le sujet se rétablit parfaitement sans aucun autre secours.

IIe OBSERVATION.

De l'effet de la teinture de digitale , dans un cas d'hydropisie ascite , à la suite d'une fièvre scarlatine.

Un enfant, âgé de cinq ans, avait éprouvé depuis peu une fièvre scarlatine assez sérieuse. L'officier de santé qui lui avait donné des soins, ignorant de quelle importance il est dans la convalescence de cette maladie, de garantir les sujets de l'impression du froid et de l'humidité, n'avait pas recommandé de garder dans l'appartement l'enfant, qui profita des premiers momens de sa convalescence, pour aller courir hors de la maison, par un temps humide et froid. Bientôt on observa de la bouffissure au visage, et des enflures aux extrémités. Les urines diminuèrent insensiblement, et le ventre s'enfla. Le jeune malade perdit l'appétit, et eut la plus grande propension au sommeil. Je fus appelé : l'exploration du ventre me fit découvrir un épanchement assez considérable. J'ordonnai qu'on fît de suite des frictions sur la partie interne des cuisses et sur le ventre, avec la teinture de digitale. Elles furent faites trois fois le jour, et on employa chaque fois demi-once de teinture. Après trois jours de son usage, les urines furent rétablies, la bouffissure dissipée en grande partie, ainsi que les enflures qui étaient œdémateuses, et l'épanchement diminué. Le dégoût se soutenant, et le sujet éprouvant une inquiétude plus forte qu'avant la diminution des symptômes essentiels de sa maladie, la langue étant sale, et présentant beaucoup de rougeur et de sécheresse dans la ligne médiane, signe le moins fautif, d'après mon expérience, de la présence des vers, je prescrivis douze grains de jalap et autant de mercure doux. Ce purgatif fut sans effet. Comme les indications étaient les mêmes, je fis purger l'enfant avec les follicules de séné, le lémitocorthon et la manne. Les déjections furent abondantes, et procurèrent la sortie de deux vers. Les frictions qui avaient été suspendues pendant deux jours, furent reprises. Cette suspension avait décidé,

par la diminution des urines, l'augmentation des
enflures qui furent dissipées dans peu de jours
par le rétablissement du cours des urines. Le
ventre diminua également, l'appétit revint, l'assoupissement n'eut plus lieu, et tous les symptômes de maladie eurent disparu après l'emploi
de seize onces de teinture. L'usage en fut continué encore pendant cinq à six jours, à deux
frictions seulement dans la journée.

III.e OBSERVATION.

*De l'effet de la teinture de digitale combinée avec
d'autres moyens, dans un cas d'hydropisie ascite,
compliquée d'anasarque.*

Un homme, âgé de 50 ans, adonné aux travaux pénibles de la campagne, s'était livré, pendant les chaleurs excessives de l'été, à une boisson
immodérée d'eau mêlée de très-peu de vin. Il vit
tout son corps s'enfler, son ventre grossir, sans
s'occuper pour cela du soin de sa santé. Vers la
mi-automne ne pouvant plus supporter l'état pénible dans lequel il se trouvait, il s'adressa à moi.
Tout l'organe cutané était prodigieusement enflé
et œdémateux, le ventre présentait un volume
énorme, et contenait une quantité très-considé-

rable de liquide. La respiration était fortement
gênée, quoique rien n'annonçât un épanchement
dans la poitrine, ce qui ne me permit pas de me
fier à l'emploi de la teinture de digitale, malgré
que plusieurs observations m'autorisâssent à la
mettre en usage. Je préférai prescrire au malade,
du vin blanc dans lequel on avait fait infuser une
forte quantité de seconde écorce de racine d'hièble,
dont il buvait un verre chaque matin à jeun, et
pour boisson ordinaire dans la journée, une pinte
d'eau dans laquelle avaient infusé pendant vingt-
quatre heures, une once de saffran de mars apé-
ritif et deux dragmes de rhubarbe, moyens qui
m'avaient réussi dans un cas pareil. Ils n'eurent
pas le même succès dans celui-ci. Ils furent employés pendant dix jours, sans procurer aucun
amendement ; le bras gauche, au contraire, et
le visage s'enflèrent d'une manière étonnante. Le
malade effrayé de ce nouvel accident, me fit
prier d'aller le voir à la campagne qu'il habitait :
je le trouvai au lit qu'il ne pouvait pas quitter,
et dans l'état le plus allarmant. Les frictions avec
la teinture de digitale furent associées aux remèdes dont il usait déjà, et que je conseillai de
continuer. Je ne fus pas peu surpris de voir paraître, douze jours après, le malade chez moi.
L'enflure des extrémités inférieures était peu sen-

[...]ne, celle du *scrotum*, et de la verge, très-considérable lors de ma visite, avaient disparu, le volume du ventre avait diminué de moitié, il n'y avait que l'enflure du bras gauche qui se soutint presqu'au même point, ainsi que celle du visage. J'appris que les selles et les urines surtout avaient coulé abondamment. La respiration était parfaitement libre. L'état du malade étant amélioré, je crus pouvoir, sans imprudence, m'assurer si le mieux actuel appartenait plus particulièrement à la teinture de digitale qu'à son association avec les autres remèdes : je la prescrivis seule ; après huit jours d'essai, tous les symptômes ayant augmenté, je lui unis de nouveau la tisanne ; le mal n'empira pas, mais il ne diminua que lorsque le malade eut repris, avec ces deux moyens, l'usage du vin blanc. Ayant voulu suspendre la tisanne, je me vis forcé d'y revenir. Ces trois remèdes continués pendant près de quatre mois, en augmentant la digitale pourprée de demi-once par huit onces de véhicule, et de temps en temps la dose d'écorce de racine d'ulmaire, le malade fut entièrement guéri.

Dans deux mois et six jours, j'ai guéri par le même traitement combiné avec la poudre que j'emploie en frictions sur les gencives contre les maladies

maladies vénériennes, un homme atteint d'hydropisie ascite avec leucophlegmatie, compliquée
de vérole manifestée par deux bubons aux aines,
et des ulcères aux amygdales.

Si le fils de M. *Bernard* mon ami, praticien
habile de Béziers, eût toujours resté sous ma
direction, je pourrais rapporter en détail la cure
d'une hydropisie ascite, opérée sur lui par l'emploi, combiné avec quelques autres moyens, de la
teinture de digitale. Je tiens du père que c'est
particulièrement à l'usage de ce remède, et à la
boisson d'eau ferrée, qu'il doit la conservation
de son fils, qu'il avait conduit à Montpellier
pour le faire consulter.

Personne avant moi n'ayant employé la teinture
de digitale, je ne puis rapporter que les cures
que je lui ai vu opérer, mais je puis citer celles
qu'ont obtenu d'autres médecins, en employant
la digitale en substance, d'après les observations
qu'ils avaient lues dans mon opuscule.

M. *Rogéri*, médecin d'un mérite distingué,
et qui a enrichi les journaux de plusieurs observations intéressantes, m'écrit de St.-Geniés.

« J'ai mis vos expériences à profit, et déjà

» deux hydropisies, dont l'une ascite, et l'autre
» offrant tous les signes d'un *hydrotorax*, ont cédé
» à l'usage externe de la digitale. J'ai pensé que
» vous apprendriez avec plaisir que ces deux
» malades, dont j'avais presque désespéré, doi-
» vent à vos écrits leur retour à la santé ».

Mon confrère *Roucher*, en me disant qu'il
n'avait jamais retiré aucun avantage de la digitale appliquée à l'extérieur, ne m'a pas laissé
ignorer que M. *Roger*, médecin au Vigan, digne
de la confiance et de l'estime de tous ceux qui
le connaissent, lui a communiqué l'observation
d'une cure d'une hydropisie ascite, opérée par la
digitale employée en frictions. M. *Roucher*, dont
je me garderai bien de suspecter la véracité,
ignorait, en m'assurant que la digitale ne lui
avait jamais réussi en frictions, avoir guéri par
ce moyen un homme de Montbasin, village à
quatre lieues de Montpellier. Ce médecin appelé
auprès du malade dont je parle, atteint d'hydropisie ascite, proposa, entr'autres remèdes,
la digitale pourprée en frictions, comme un
moyen auquel on pourrait avoir recours. Soit
par l'insuffisance des premiers médicamens, soit
par le refus que fit le malade d'en user assez
long-temps, pour en éprouver de bons effets, on

fut obligé de recourir à la digitale employée à l'extérieur, et le malade guérit. Je tiens ces détails de M. *Blavet* que j'ai déjà cité ; ils ne peuvent pas être suspects, puisque cet officier de santé dirigeait le traitement.

En présentant les succès obtenus par la digitale, d'après la méthode iatroliptice, je n'ai pas la prétention de donner ce remède, comme étant d'un effet sûr : j'en ai fait user, quatre fois, sans succès, et c'est, selon toute apparence, parce que je ne l'ai pas appliqué dans les mêmes circonstances que celles où il m'a réussi. C'est par la même raison que d'autres médecins l'ont vu échouer. Je ne l'emploirai pas assurément dans le début d'un traitement, chez un hydropique doué d'une sensibilité nerveuse excessive, et qui sera dans un état actuel d'érétisme, mais je crois que sans cette contr'indication, il peut être placé souvent dès le principe. Il est bien des cas encore où l'on est obligé de se conduire d'après le précepte *meliùs est anceps adhibere remedium quàm nullum.* Il n'est peut-être pas de maladie dans laquelle il soit plus difficile d'assigner les véritables causes que dans l'hydropisie : aussi voit-on des remèdes d'une vertu diamétralement opposée, réussir dans des cas qui paraissent les mêmes au praticien le plus instruit. Mon illustre maître qui, par les yeux du génie faits à l'observation, voyait souvent, à travers le voile qui cache au plus grand nombre les secrets de la nature, soignait depuis assez long-temps, et sans succès, un hydropique qui avait usé d'apéritifs et d'hydragogues. Le malade désirant ardemment de boire de la limonade, plutôt par un instinct qui l'avertissait que cette boisson lui serait avantageuse, que par le besoin d'appaiser sa soif, M. de *Lamure* y consentit, et ce ne fut pas sans étonnement que je vis les urines couler si abondamment, qu'en moins de vingt jours tous les symptômes d'hydropisie furent dissipés. J'ai été témoin également de la cure d'une hydropisie ascite, dans laquelle tout annonçait la nécessité de mettre en usage des remèdes actifs, opérée par la boisson de l'eau de la calebasse (*cucurbita longa*, *folio molli*, *flore albo*), qu'on avait retirée à un feu très-doux.

Emploi de la teinture de quinquina.

Si je n'avais à parler que de la qualité fébrifuge du quinquina, je ne me donnerais pas le ridicule de présenter des observations pour constater une propriété reconnue de tout le monde ;

mais offrant un grand nombre de cures opérées par l'administration à l'extérieur de cette substance, c'est, si je ne me trompe, augmenter son utilité en en facilitant l'emploi, dans des cas où il est impossible de la faire avaler, sans parler de ceux où elle mérite la préférence, administrée par la méthode iatroliptice, sur l'usage à l'intérieur.

Les effets que j'avais obtenu de la digitale pourprée en frictions, me firent penser que le quinquina administré de la même manière ne pouvait qu'avoir de l'efficacité, mais la difficulté d'utiliser la grande quantité qu'il en fallait dans les fièvres les plus simples, me présentait un obstacle qui existerait encore dans le plus grand nombre des cas, sans le secours de la teinture, que je n'aurais peut-être pas pensé de faire préparer, s'il ne s'était pas présenté une circonstance dont je vais rendre compte.

Un malade attaqué d'un rhumatisme universel contre lequel j'avais employé avec succès le qinquina intérieurement, (plusieurs fois j'ai retiré de très-bons effets de ce remède contre cette maladie) éprouvait de temps en temps des douleurs vives. Le remède de M. *Sédillot*, l'éther acéteux, que j'avais vu réussir contre des douleurs dont le principe était rhumatique, ayant trompé mon attente, j'imaginai de le remplacer par une forte teinture de quinquina à l'esprit de vin (1), vu le bien qu'avait produit le quinquina pris intérieurement. Je n'eus qu'à me louer de mon essai. Cet heureux effet me fit naître l'idée d'employer la même préparation contre les fièvres intermittentes.

De l'effet de la teinture de quinquina, dans plusieurs cas de fièvres intermittentes.

I.e OBSERVATION.

Vers le milieu de l'été de l'an 8, je fus appelé pour un homme âgé de 48 ans, d'un tempérament éminemment bilieux, ayant le genre nerveux très-sensible. Il avait une fièvre intermittente tierce insidieuse, qui céda au quinquina pris intérieurement à forte dose. Un mois après, il lui survint des accès de fièvre double tierce, qui,

---

(1) On avait fait infuser deux onces de quinquina rouge, de bonne qualité, sur vingt-quatre d'alcohol, marquant trente-six degrés au pèse-liqueur de BAUMÉ.

sans être dangereux , étaient extrêmement violens
et pénibles. Après l'avoir émétisé à plusieurs reprises , il s'en trouva débarrassé ; peu de jours
s'étaient écoulés qu'il en fut encore atteint. Les
premières voies ne me paraissant pas libres,
j'eus de nouveau recours à un émétique et à un
purgatif qui n'opérèrent aucun changement. Je
conseillai les amers , le malade se refusant à
l'usage du quinquina. L'inutilité de ce moyen me
fit proposer un opiat dont le quinquina faisait la
base. Le malade s'y soumit, mais avec tant de
répugnance , que cet opiat continué deux jours,
ne servit qu'à augmenter les inquiétudes pendant
l'accès, par l'impression que portait sur le genre
nerveux , la violence que se faisait le sujet à
chaque prise du remède. Nous suspendîmes tout
médicament pendant plusieurs jours ; mais les
accès se soutenant avec la même intensité , je me
décidai à faire usage de la teinture de quinquina ;
j'y étais autorisé par l'inutilité des autres moyens,
et par l'obstination du malade à ne rien prendre.
J'en prescrivis deux onces que l'on frictionna , à
trois reprises différentes , sur la partie interne des
cuisses et sur l'épine du dos. Le succès surpassa
mon attente : l'accès manqua. Le remède fut
continué pendant quelques jours , sans aucun retour de fièvre. Quinze jours après la cessation des

embrocations, la fièvre ayant reparu, on usa des mêmes moyens, dont on obtint les mêmes résultats.

IIe OBSERVATION.

Une femme, âgée de 55 ans, d'un tempérament bilieux, d'une bonne constitution, mais qu'elle avait affaiblie par des excès de travail, et notamment à la campagne, pendant l'été, par des chaleurs excessives, d'autant plus nuisibles que le vent du sud avait toujours régné, était attaquée de fièvre intermittente double tierce. Elle avait été purgée à plusieurs reprises, quand je fus appelé pour lui donner mes soins. Je conseillai de suite l'usage extérieur de la teinture de quinquina, celle-ci était à l'eau de vie (1) ; elle fut employée à la même dose, et de la même manière que dans le cas précédent. Le résultat fut aussi heureux. Le remède continué trois jours, les accès ne reparurent plus. La malade ayant repris de l'appétit, et l'ayant satisfait sans ménagement, fut at-

---

(1) Sur vingt-quatre onces d'eau de vie, marquant vingt-deux degrés, on avait mis deux onces de quinquina rouge, première qualité.

taquée, un mois après, d'une fièvre gastrique catarrhale vermineuse, dont le développement doit
être attribué en partie à un événement fâcheux.
Le feu ayant pris à sa maison, outre l'affection
morale qu'elle en éprouva, elle travailla beaucoup pour l'éteindre, et ne prit aucune précaution pour se mettre à l'abri des effets d'une transpiration supprimée. Le symptôme essentiel de sa
maladie, et qui la fit succomber au 35.e jour,
fut une diarrhée putride muqueuse, entretenue
selon toute apparence, par des vers, dont elle
avait rendu douze en deux selles, la veille de
sa mort. Les anthelmentiques n'avaient pas été
oubliés, la malade ayant déjà rendu quelques
vers dans les premiers jours de sa maladie.

III.e OBSERVATION.

Un homme, âgé de 38 ans, d'un tempérament
bilieux, d'une bonne constitution, avait été émétisé
une fois et purgé deux fois, pour tâcher de le
délivrer d'une fièvre intermittente double tierce,
compliquée avec un état marqué de gastricité.
Il éprouva un mieux, ressentant cependant chaque
soir un petit mouvement de fièvre, précédé de
froid, et suivi de sueur. Il fut mis à l'usage du
tartre stibié comme altérant, qu'il prenait en

boisson ordinaire , même aux repas. En ayant,
usé inutilement pendant quelques jours , la bouche
étant habituellement mauvaise , et l'appétit languissant , je prescrivis un purgatif qui , loin d'a-
méliorer son état , augmenta l'intensité des accès.
Je n'hésitai pas à employer la teinture de quinquina , à la dose de deux onces , frictionnée ¿sur
le ventre et les cuisses. L'accès qui suivit fut plus
violent que les précédens : je ne changeai pas
de remède pour cela. Je fis au contraire continuer les embrocations le lendemain , et la fièvre
disparut entièrement. Le même moyen soutenu
encore quatre jours , la bouche devint bonne ,
et l'appétit reparut.

IV.e Observation.

Un jeune homme, âgé de 20 ans, d'une constitution délicate , fut attaqué d'une affection catarrhale avec fièvre continue , mais sans aucun
signe de gastricité. Il éprouvait chaque soir une
exacerbation qui se terminait par une sueur abondante. Jusqu'au huitième jour, le malade fut soumis
à une boisson délayante prise avec ménagement
et à la diète. Des signes de gastricité s'étant annoncés le neuvième jour, il fut purgé. La fièvre
continue dégénéra en double tierce intermittente.

Le paroxisme, précédé d'une légère réfrigération, avait lieu chaque nuit, toujours accompagné de sueurs abondantes, qui jetaient le sujet dans un état de dépérissement sensible, quoiqu'il usât d'alimens restaurans, et de boissons légèrement toniques. Je lui prescrivis la teinture de quinquina: il en employa six onces dans quatre jours. Au troisième, il fut entièrement débarrassé de la fièvre, qui s'était soutenue de même que la sueur, mais avec une diminution marquée les deux premiers jours de l'usage du remède. Il se rétablit parfaitement et en très-peu de temps.

V.e OBSERVATION.

Une fille, âgée de 20 ans, d'une constitution très-forte, d'un tempérament bilieux, avait eu, dans le courant de thermidor an 8, des accès de fièvre quarte dont elle était guérie depuis deux mois, par le mélange à parties égales de rhubarbe et de quinquina rouge (1). Elle fut prise

---

(1) On mêle une once de chacune de ces deux substances en poudre. On fait diviser en douze, seize, ou vingt paquets, suivant la force du sujet. On en donne trois prises chaque jour libre d'accès, délayées chaque fois dans un verre d'eau. Si l'accès manque, on se borne à deux : on

d'une fièvre double tierce intermittente, dont les l'accès étaient précédés d'un froid très-vif et très-long. Les premières voies étant embarrassées, un émétique et un purgatif furent employés sans diminuer l'intensité de la fièvre. La malade usa de la teinture à la dose de trois onces; le même jour l'accès manqua. La même dose répétée le lendemain, n'empêcha pas le retour de la fièvre qui fut suivie d'évacuations abondantes par les selles, accompagnées de coliques. Etait-ce par

---

en vient enfin à une par jour, jusqu'à ce qu'on ait fini la dose prescrite, qui, souvent, suffit pour obtenir la cure. Si l'on était dans le cas d'en continuer l'usage par l'opiniâtreté de la fièvre, et qu'on eût fait diviser la quantité désignée en douze prises, il faudrait au moins en faire seize. La moitié de la dose jointe à la totalité de la première, suffit ordinairement. Les évacuations quelquefois fortes que produit ce remède, feront sentir combien il serait dangereux d'insister trop long-temps sur son administration. Elles dispensent d'avoir recours, dans le début, aux purgatifs, quoique tous les signes de gastricité en annoncent le besoin. J'en dirais autant pour l'émétique, si sa vertu évacuante n'était pas sa moindre qualité; on doit par conséquent le préférer aux purgatifs, quand des indications particulières n'en font pas redouter l'action. J'ai vu quelquefois la fièvre quarte, chez des adultes, céder à l'usage d'une demi-once de quinquina combiné comme il a été dit. C'est au praticien qui emploira ce remède à se régler pour la dose, d'après ses effets, et la force du sujet.

l'action de la teinture ? Je ne lui avais pas encore vu produire un effet pareil. La bouche étant mauvaise, le dégoût soutenu, j'ordonnai successivement deux purgatifs, et une forte décoction de chaussetrape, dont j'ai éprouvé souvent les plus grands effets contre les fièvres intermittentes. Dès le premier jour de l'usage de cette décoction, la fièvre céda, et ne reparut plus.

VI.e OBSERVATION.

Une fille, âgée de 18 ans, d'un tempérament sanguin-bilieux, après avoir échappé au danger d'une fièvre catarrhale bilieuse rémittente de mauvais génie, fut prise, dès les premiers jours de sa convalescence, d'une fièvre quotidienne intermittente, dont les accès allaient toujours croissant, ne m'étant pas pressé de prescrire des remèdes. Craignant, vu leur force et la saison défavorable (c'était la fin de l'automne), qu'ils n'eussent des suites fâcheuses, ou que la malade ne les gardât tout l'hiver, j'eus recours à la teinture. Elle en employa huit onces dans l'espace de quatre jours. La fièvre diminua en raison de la répétition des frictions, et disparut.

VII.e OBSERVATION.

Une fille de 17 ans , d'une constitution délicate , d'un tempérament bilioso-sanguin , avait essuyé vingt accès de fièvre double tierce quand elle m'appela. Elle avait mis en pratique , dans le début de sa maladie , plusieurs remèdes qui n'avaient produit aucun effet. Les premières voies me paraissant embarrassées , je prescrivis un émétique auquel succédèrent deux purgatifs qui ne changèrent rien à la marche des accès : ils cédèrent à la teinture de quinquina employée à la dose de six onces , dans quatre jours.

VIII.e OBSERVATION.

Une once de teinture de quinquina administrée journellement et pendant six jours à un enfant de trois ans , qui avait depuis quelque temps une fièvre double tierce intermittente , dont les accès très-longs étaient précédés d'un froid vif et soutenu , la dissipa par des diminutions graduées. Nul remède évacuant n'avait été donné antérieurement. L'enfant ne fut purgé qu'après la cessation de la fièvre , un embarras des premières voies s'étant annoncé ; il avait été procuré par la facilité qu'avait eu le sujet de satisfaire son appétit, que la teinture avait rappelé.

IX.e OBSERVATION.

Une fille, âgée de dix ans, d'une bonne constitution, quoique douée d'une excessive sensibilité nerveuse, éprouvait depuis quelques jours des accès de fièvre quotidienne, qui ne cédèrent point à un émétique et à un purgatif nécessités par l'état des premières voies. Une once et demie de teinture de quinquina préparée à l'eau de vie et frictionnée dans la journée, à trois reprises différentes, sur la partie interne des cuisses et sur l'épine du dos, diminua l'accès qui, le lendemain, manqua pour ne plus reparaître, le remède ayant été répété. On soutint l'usage de la teinture encore quatre jours. Un peu de sécheresse à la bouche et d'altération, me firent conseiller le petit lait, qui dissipa bien vîte ces symptômes.

X.e OBSERVATION.

Une femme, âgée d'environ 70 ans, fut atteinte de fièvre tierce intermittente. Des signes non équivoques de gastricité s'annonçant avec des envies de vomir, je débutai par un émétique qui fut suivi de deux purgatifs. Ces évacuans ne changèrent rien à la marche de la maladie, ni pour l'heure de l'invasion de la fièvre, ni pour son intensité. J'en vins à deux onces de teinture employée le jour libre : je n'obtins qu'une diminution bien faible de l'accès qui suivit. Le même moyen répété le lendemain de l'accès, procura une diminution plus marquée dans le suivant, et le fit avancer de quatre heures. Je n'avais pas essayé le quinquina à l'extérieur contre la fièvre tierce. Pénétré de la loi que doit se faire tout praticien, quand il se permet un essai, de ne le pousser jamais assez loin pour nuire au malade, et craignant de perdre un temps précieux, vu l'approche de l'automne, j'abandonnai la nouvelle méthode, pour avoir recours au quinquina, combiné à parties égales avec la magnésie blanche de nitre, qui, pris intérieurement, fit disparaître les accès. Le peu de succès que j'avais obtenu de la teinture, dans ce cas-ci, ne me fit pas croire qu'elle ne pût pas être appliquée avec fruit contre la fièvre tierce ; je pensai que la maigreur excessive du sujet, et la sécheresse de la peau, suite en partie de l'âge, avaient pu s'opposer à une absorption suffisante. L'expérience me prouva que cette opinion n'était pas dénuée de fondement.

XIe. Observation.

Un jeune homme âgé de 19 ans, d'une bonne constitution, d'un tempérament bilieux, avait depuis plusieurs jours, une fièvre tierce intermittente qui avait exigé un émétique et un purgatif, dont les seuls effets avaient été d'évacuer les premières voies. L'accès ayant reparu avec la même intensité, deux onces de teinture appliquée sur le ventre et les cuisses, le jour libre d'accès, l'empêchèrent de revenir. L'embrocation fut continuée pendant quelques jours.

XII.e Observation.

Un enfant de quatre ans, à qui une fièvre pituitoso-bilieuse avait laissé quelques embarras dans le bas-ventre, fut pris d'une fièvre intermittente tierce. Je ne me pressai pas d'arrêter cette fièvre, dans l'espoir qu'elle pourrait dissiper les engorgemens qui existaient. Ce que j'avais observé d'autres fois, n'eut pas lieu dans ce cas. Les accès augmentaient de violence, et le ventre de volume. J'eus recours, pour réprimer un peu la fièvre, à la teinture de quinquina, et j'ordonnai l'eau ferrée pour boisson ordinaire. Les frictions continuées pendant six jours modérèrent un peu l'accès. Je les abandonnai pour lors, et j'ajoutai à l'usage de l'eau ferrée, celui du petit lait avec addition de terre foliée de tartre. Ces moyens soutenus firent disparaître la fièvre, et diminuèrent le volume du ventre.

XIII.e Observation.

Une femme, âgée de 30 ans, avait depuis plusieurs mois une fièvre intermittente quarte, qui avait résisté à beaucoup de remèdes, et notamment au quinquina qu'elle avait pris en quantité. Elle me fit appeler dans l'espoir que la méthode que j'employais lui serait plus utile que les autres. D'après l'expérience que le quinquina seul guérit rarement la fièvre quarte, ce ne fut que par la certitude que j'avais de ne pas lui nuire, que je lui prescrivis les frictions avec la teinture. Elle en employa huit onces dans quatre jours, en en suspendant l'usage le jour de l'accès, qui avança de quelques heures, de même que celui qui suivit. La malade désirant de faire encore quelques remèdes, je lui conseillai le mélange de rhubarbe et de quinquina, dont elle ne prit que six dragmes. L'accès manqua deux fois pour reparaître sous le type de double tierce. D'après mes avis, elle abandonna tous les médicamens, et s'en tint au régime, dont elle se trouva mieux que de tout ce qu'elle avait mis en pratique jusqu'alors.

XIV.e Observation.

Un garçon de 20 ans, très-vigoureux, éprouvait depuis quelque temps une fièvre intermittente quarte. L'état des premières voies me parut exiger un émétique et un purgatif. Leur administration ne changea rien à la marche de la fièvre. D'après les bons effets de la rhubarbe unie au quinquina, je fis employer la teinture de l'une et de l'autre de ces substances préparées séparément, et mêlées à parties égales. Les premières frictions, quoique faites avec peu d'exactitude, diminuèrent sensiblement la force et la durée de l'accès. Il fut toujours en décroissant, malgré le peu de soin que le malade prenait de sa santé, qu'il recouvra cependant dans l'espace de vingt ou de vingt-cinq jours, après l'emploi de dix onces de teinture, mêlée comme je l'ai dit.

XV.e Observation.

Un homme de 40 ans, avait eu plusieurs accès

de fièvre quarte, dont il avait été guéri par l'usage
du quinquina combiné avec la rhubarbe. Il avait
joui d'une bonne santé pendant une quarantaine
de jours, lorsque la fièvre reparut. Le même
remède employé, procura une suspension qui ne
fut pas de longue durée. Craignant d'échauffer le
malade ou de l'épuiser par des évacuations trop
abondantes, le mélange que j'administrais en décidant de très-fortes, je le laissai quelque temps
au seul régime que je lui avais prescrit, comme
seul moyen curatif. Pour céder à son désir, je
lui ordonnai le mélange de deux teintures, comme
dans le cas précédent. Il en employa cinq onces
dans l'intervalle d'un accès à l'autre. Celui qui
suivit se fit sentir quatre heures plutôt et avec
plus d'intensité. Quatre onces de teinture ayant
été de nouveau employées, les mêmes phénomènes se répétèrent. J'interdisis tout remède. La
fièvre se soutint plus ou moins fortement, et ne
céda qu'à une irritation violente accidentelle dans
le canal de l'urètre, suivie d'un écoulement abondant. Dès lors les accès disparurent pour ne revenir que vingt-cinq jours après, époque à laquelle
l'irritation ne se fit plus sentir.

Ceux de mes lecteurs qui connaissent l'opuscule que je donnai en l'an IX, et dans lequel

étaient rapportées les observations que je viens de présenter sur l'usage de la teinture de quinquina, seront peut-être surpris que je n'en aie pas augmenté le nombre. La teinture antispasmodique que j'ai employée comme fébrifuge, et dont j'ai rapporté les effets, différens produits de quinquina qui n'étaient point connus, et dont je parlerai, m'ont fait négliger la teinture préparée avec cette substance, sans rien diminuer de ma confiance pour cette préparation. Si je ne présentais pas assez de faits pour prouver son efficacité contre les fièvres intermittentes, il me serait aisé d'en recueillir beaucoup dans quelques communes aux environs de Montpellier, dans celles particulièrement qui avoisinent les étangs, où les fièvres intermittentes sont, pour ainsi dire, endémiques. Les officiers de santé qui en soignent les habitans, m'ont assuré qu'ils retiraient plus d'avantage de la teinture de quinquina en frictions, que de l'emploi de cette substance administrée par la bouche. Quoique mon intention ne soit pas de rapporter toutes les observations qui m'ont été communiquées depuis la publication de mon opuscule, je ne veux pas passer sous silence celle dont m'a fait part, entre autres, M. *Favart*, médecin de beaucoup de mérite qui pratique à *Uzès* : elle présente des particularités qui prouveraient l'efficacité du moyen., s'il était permis d'en douter.

« *M. Picard*, de *Campagnac* (m'écrit M. *Favart*),
» avait des accès de fièvre tierce ; sa femme et
» sa fille en étaient également atteintes. Le père
» se frictionna avec la teinture de quinquina :
» la femme usa du même moyen, mais pendant
» moins de temps : la fille s'y refusa. Le père
» guérit complétement. Les accès de la mère
» diminuèrent d'une manière sensible, et ceux de
» la fille présentèrent la même intensité qu'ils
» avaient toujours eue ».

*Emploi de la teinture de quinquina, dans quelques
cas de fièvre continue et d'autres maladies.*

Quoique j'eusse la même opinion que M. *Alibert*,
(*mémoire déjà cité*), sur l'avantage que peut
offrir l'administration à l'extérieur des substances
que l'on a employées jusqu'à présent intérieurement , et quoique le résultat de mes expériences
m'eût fourni les mêmes idées pour expliquer cet
avantage, je ne me serais point décidé à prescrire le quinquina en frictions, si j'avais pu le
faire avaler, dans des maladies dont l'issue est
souvent fâcheuse , et qui ne laissent qu'un
temps donné pour leur guérison. Les essais sont
permis, mais il faut plus que de la prudence

pour les diriger , dans des cas où la vie du malade est en danger , il faut la conviction intime , qu'ils offrent plus d'utilité que les moyens connus et généralement adoptés.

I.e O B S E R V A T I O N.

Des effets de la teinture de quinquina , dans un cas de fièvre catarrhale bilieuse gastrique.

Un enfant de quatre ans était atteint d'une fièvre catarrhale bilieuse avec des signes de gastricité : les redoublemens marchaient en double tierce , et la rémittence était bien marquée. Il avait été émétisé et purgé les premiers jours. Le septième , son état devenant fâcheux , et exigeant impérieusement l'emploi du quinquina , qui était impossible à l'intérieur par la résistance qu'opposait le malade , je me servis de la teinture ; frictionnée à la dose d'une once. Son usage fut continué cinq jours. Le onzième , l'exacerbation qui , d'après l'ordre dans lequel avait marché la maladie , aurait dû être forte , ne fut pas sensible ; celle des jours précédens avait diminué d'une manière marquée. La maladie se termina au treizième jour.

Le sujet sur lequel j'employai , la seconde

fois , la teinture, était du même âge que le précédent : sa maladie offrait les mêmes caractères ; le même traitement donna les mêmes résultats.

IIe OBSERVATION.

Des effets de la teinture de quinquina , dans un cas de fièvre bilioso-muqueuse.

Appelé auprès d'un enfant de six ans, attaqué d'une fièvre bilioso-muqueuse qui ne présentait pas d'exacerbations marquées, je prescrivis, dès le début, le tartre stibié comme vomitif, et les jours suivans comme altérant. Le huitième jour amena un redoublement bien prononcé , précédé d'un froid très-vif. J'ordonnai les embrocations (une once de teinture par jour) que l'on commença dès les premiers instans de la rémission. Cette journée fut assez calme quoique la fiévre fût sensible. Le lendemain, le redoublement eut lieu, mais moins fort que celui qui l'avait précédé. Le remède continué, il n'en reparut plus. La fiévre se soutint jusqu'au treizième jour, époque à laquelle la maladie fut terminée.

III.e OBSERVATION.

Des effets de la teinture de quinquina , dans un cas de fièvre catarrhale bilieuse gastrique de mauvais génie.

Cette observation offrira plus d'intérêt que les précédentes , par la nature des symptômes qui ont accompagné la maladie dont je vais donner l'histoire.

Un garçon âgé de huit ans, d'un tempérament bilieux, d'un caractère bouillant, éprouvait depuis quatre jours une fièvre que je jugeai être catarrhale bilieuse, compliquée d'un peu de gastricité. La maladie avait débuté par de légers frissons suivis d'une forte chaleur, accompagnée à son tour d'un délire violent et de mouvemens couvulsifs, symptômes ordinaires à l'enfant dans des attaques de vers qu'il a éprouvées plusieurs fois, et provoqués également par le plus petit mouvement de fièvre, aussi n'en fus-je pas effrayé. Il avait été émétisé et purgé quand on m'appela. Les redoublemens se rapprochant beaucoup des subintrans ne laissaient entre eux que deux heures de rémission. L'exacerbation décidée, le pouls se soutenait toujours dans le même état de plénitude et de véhémence, sans que la figure fût jamais colorée. Le dixième jour, les paroxismes ayant suivi la marche décrite, au délire et aux convulsions succéda un assoupissement profond, dont l'enfant ne sortait que lorsqu'on lui donnait quelque chose à prendre : pour lors il se mettait dans des violences terribles dont je craignais les suites, vu l'affection cérébrale qui se manifesta le même jour, d'une manière inquiétante, par la perte de la vue. Jusqu'à ce moment je n'avais donné que de l'eau stibiée en lavage, et du lémitocorthon que l'enfant prenait sans beaucoup de répugnance. Je me décidai à l'application des sinapismes aux pieds, qu'on fut forcé d'enlever peu de temps après les avoir mis, le sujet ayant eu un accès de violence qui fit craindre pour ses jours. Le douzième, le pouls étant le même, à la cécité se joignit la mutité. Mon embarras augmentait en raison de la gravité des symptômes que je ne pouvais combattre par aucun moyen efficace, n'ayant pas même la ressource des lavemens que j'aurais pu charger de telle ou telle substance. Les signes de gastricité devenant plus marqués, je proposai, le treizième jour, la magnésie calcinée étendue dans de l'eau sucrée ; on ne put en faire passer qu'une dragme.

Le ventre s'ouvrit cependant, au point que les évacuations alvines se soutinrent abondamment pendant trois jours. Les matières fluides et bilieuses entrainèrent avec elles cinq vers lombricaux. L'état du malade, bien loin de s'améliorer, s'aggrava, les forces diminuant beaucoup le soir du quinzième jour, sans que l'enfant perdit rien de sa violence et de sa mobilité. Ces motifs m'avaient empêché jnqu'alors d'avoir recours aux vésicatoires ; il en fut pourtant appliqué un à l'un des bras. Le seize au matin, le danger augmentant par une plus grande perte de forces, et n'ayant d'autres ressources que dans le quinquina que je ne pouvais pas donner intérieurement, je proposai la teinture à l'extérieur, à l'emploi de laquelle les parens opposèrent une résistance que je ne pus vaincre que par une volonté bien prononcée. C'était un remède nouveau, il n'avait pas la sanction du public, on me rendait responsable de l'événement si l'issue en était fâcheuse, ma conscience me donnait de la fermeté. Le médecin doit se mettre au dessus du blâme et savoir fronder les préjugés quand le bien du malade l'exige. La teinture fut employée à la dose d'une once et demie dans la journée. Les forces parurent se relever un peu. Le remède continué encore trois jours eut un tel succès, que le vingt-unième les forces furent extrêmement augmentées, l'assoupissement presque dissipé, et l'enfant recouvra la vue. La mutité ne céda que le vingt-troisième jour. A l'assoupissement succédèrent des cris presque continuels, que j'attribuai à la peine qu'éprouvait le malade de ne pouvoir pas s'exprimer. Les cris diminuèrent en effet à mesure que la liberté de parler se rétablit. Les urines ayant donné avec la plus grande abondance, la maladie se termina le trentième jour. A la maigreur et à la faiblesse près le sujet n'en éprouva aucune suite.

IV.e OBSERVATION.

Des effets de la teinture de quinquina, dans un cas de fièvre catarrhale bilieuse gastrique ver-mineuse.

Appelé à la campagne, je vis une fille âgée de 12 ans, au douzième jour d'une fièvre catarrhale bilieuse gastrique vermineuse. La rémittence avait été parfaitement marquée ; l'état de la malade n'offrait plus le moindre espoir. Des selles qui se soutenaient abondamment depuis sept ou huit jours, occasionées par des purgatifs trop répétés, et peut-être par les vers dont elle avait rendu une grande quantité, avaient épuisé les forces. La malade n'avalait plus , n'entendait pas : une diarrhée colliquative annonçait une fin très-prochaine. Ce ne fut pas dans l'espoir de la tirer de cet état fâcheux que je lui prescrivis des remèdes ; mais pour ne rien négliger de ce qui pouvait lui être utile. J'ordonnai en conséquence l'application des vésicatoires aux jambes , et les frictions répétées avec la teinture de quinquina. Je conseillai également , au cas que l'enfant pût avaler , une potion tonique astringente et vermifuge. L'officier de santé qui la soignait habituellement, m'instruisit, le lendemain , que quoique les vésicatoires n'eussent pas agi , la malade était mieux , que les forces s'étaient un peu relevées , qu'elle avait repris sa connaissance , qu'elle avalait , et qu'il la regardait comme hors de danger. Je ne portai pas le même pronostic, la diarrhée ne diminuant pas. Le quatorzième jour , je reçus le même bulletin , sans que mes espérances en augmentassent , la diarrhée se soutenant toujours malgré l'emploi des moyens les plus propres à la modérer. L'enfant mourut le soir du quinzième jour.

V.e OBSERVATION.

Des effets de la teinture de quinquina, dans un cas de fièvre bilioso-pituiteuse gastrique.

Un garçon de quatre ans, qui avait essuyé une fievre bilioso-pituiteuse gastrique, éprouva une rechûte plus fâcheuse que la première maladie. Dans les quatre premiers jours, il avait eu des évacuations abondantes par les selles, décidées au moyen du jalap et du mercure doux qu'on avait donnés deux fois. Appelé le cinquième jour, je trouvai le malade dans un état de faiblesse qui faisait craindre pour sa vie. Il avait chaque soir un redoublement dont la marche était en double tierce. Relever les forces, diminuer la violence des redoublemens précédés d'un froid très-marqué, voilà ce que je me proposai de faire. Pour remplir ces deux indications, je conseillai la teinture de quinquina en frictions. On en employa quatre onces en quatre jours. L'effet de la première dose ne fut pas sensible : la seconde releva le pouls et diminua l'intensité du redoublement. Les deux dernières ajoutèrent au bon effet de celle-là. Dès lors la marche de la maladie devint plus douce. Je plaçai à deux différentes époques une dragme de magnésie calcinée, qui purgea abondamment, et la maladie fut heureusement terminée le dix-septième jour.

VI.e OBSERVATION.

Des effets de la teinture de quinquina, dans un cas de fièvre catarrhale - bilieuse pernicieuse.

Je fus appelé à la campagne, pour un jeune homme de 19 ans, d'une constitution délicate, qui avait une fièvre catarrhale-bilieuse, que je jugeai pernicieuse, par la marche des redoublemens, et par les symptômes fâcheux qui les accompagnaient. Le malade se plaignait depuis quelques jours de lassitude, de frissons irréguliers; l'officier de santé qui lui donnait des soins, plaça un purgatif qui procura des évacuations assez abondantes. Après son effet, il parut un redoublement avec perte de connaissance, affaissement considérable du pouls, météorisme du bas-ventre, suppression d'urines, le tout accompagné de selles bilioso-séreuses très-fréquentes sans être abondantes. Cet état se soutint trente heures : après ce terme, il y eut un calme de deux heures, troublé par un redoublement qui marcha avec tous les symptômes énoncés ci-dessus. J'ar rivai auprès du malade le soir du troisième jour. Les vésicatoires appliqués aux jambes, les sinapismes à la plante des pieds n'avaient pas pu relever le pouls. Il avait été impossible de donner des remèdes intérieurement. Nous parvînmes à faire avaler du quinquina, et depuis minuit jusqu'à dix heures nous portâmes la dose à dix dragmes. Alors le hoquet s'annonça de manière à tourmenter le malade qui, par une suite de l'affaissement de ses sens ou de la fatigue d'estomac, se refusa obstinément à prendre autre chose que du vin. Le besoin du quinquina existant toujours, je conseillai la teinture qu'on ne put employer que vers les dix heures du soir. On en frictionna deux onces, de trois heures en trois heures. Avant la quatrième dose, il y eut un mieux sensible, je n'en fus pas témoin; mais les gens de l'art qui étaient auprès du malade, m'en rendirent compte à la visite que je lui fis le surlendemain. La cessation du quinquina à l'intérieur avait fait disparaître le hoquet : je trouvai le malade dans l'état le plus satisfaisant. La tête était parfaitement dégagée, le ventre souple, les urines rétablies, les selles suspendues, et le pouls bon. Nous décidâmes alors de faire la médecine expectante, en soutenant les forces. J'avoue que je croyais le malade hors de danger, et je le

quittai

quittai en m'applaudissant d'avoir contribué , par une préparation inusitée , et un mode qui n'avait pas été pratiqué dans une circonstance pareille , à l'arracher à une mort presque certaine. Le calme qui avait paru vers le milieu du cinquième jour , et qui semblait dû à l'effet de la teinture qu'on avait portée à dix onces , ne fut troublé par aucun accident jusqu'au neuvième , où il survint un redoublement qui enleva le malade. N'étant pas auprès de lui depuis le cinquième jour , j'ignore si cet événement s'était fait pressentir.

Les ennemis de toute innovation , ceux qui se sont formés un cercle de connaissances qu'ils craindraient de déranger en y admettant une découverte , ne manqueront pas de profiter de ma bonne foi dans l'histoire que je viens de rapporter , pour blâmer la pratique que j'employai. Je n'avais pas à me reprocher un essai : j'avais été forcé dans l'administration du quinquina par la méthode iatroliptice , l'impossibilité de le faire avaler , m'en faisant une loi impérieuse. La cessation du hoquet violent par la suspension du remède à l'intérieur , me paraît prouver que j'aurais dû me conduire comme je le fis , quand même j'aurais été libre dans l'administration des moyens. Si je mérite quelque blâme, c'est pour n'avoir pas insisté davantage sur l'usage du quinquina, de telle ou telle manière. Peut-être aurais-je prévenu l'orage. Mes regrets ont augmenté d'après l'observation suivante.

VII.e OBSERVATION.

Des effets de la teinture de quinquina, dans un cas de fièvre pituitoso-bilieuse maligne.

Appelé avec M. *Fages* auprès d'une dame, d'un âge moyen, d'une constitution assez forte, quoiqu'elle ait le genre nerveux très-sensible, nous la trouvâmes atteinte, depuis dix jours, d'une fièvre pituitoso bilieuse, qui avait été précédée par un abcès à la jambe gauche, dont on avait fait l'ouverture plusieurs jours avant l'invasion de la maladie actuelle. Rien de ce que la saine pratique indiquait n'avait été négligé : mais comme la nature ne seconde pas toujours les moyens que le médecin le plus instruit met en usage, la malade, au moment de notre arrivée, avait la figure entièrement décomposée, les yeux ternes, la langue et la bouche séches et arides. Le pouls était petit, faible et lent : de légers soubresauts se faisaient sentir dans les tendons : on remar-

quait un délire fugace ; les forces étaient tota-
lement abbatues ; les excrétions supprimées, à
l'exception des urines. L'ulcère de la jambe était
pâle et blafard, la suppuration presque nulle.
Une flaccidité considérable dans les parties molles
de la jambe, et une bouffissure œdémateuse accompagnaient cet état. Une rougeur érysipélateuse d'un assez mauvais aspect, couvrait le
genou et le bas de la cuisse du même côté. Il
avait été difficile de déterminer si la presque suppression de la suppuration , avait précédé ou
suivi l'invasion de la maladie qui s'était annoncée
par un froid très-marqué , accompagné de faiblesse ; froid qui reparaissait chaque soir , mais
avec moins d'intensité.

Relever les forces presque éteintes , nous parut
la première indication à remplir. De concert avec
MM. *Amilhou et Alazard* , qui pratiquent, l'un la
médecine, l'autre la chirurgie avec la plus grande
distinction , et qui donnaient habituellement leurs
soins à la malade , nous prescrivîmes le quinquina
en substance à la dose d'un gros, de quatre
heures en quatre heures , et quelques cuillerées
de vin *d'Alicante* dans l'intervalle. La dose de
quinquina nous paraissait bien insuffisante ; mais
nous avions à craindre la répugnance que l'es-

tomac de la malade a pour ce remède, et que j'avais observée dans d'autres circonstances où elle en avait eu besoin. La quatrième dose fut rejetée aussitôt que prise, malgré les efforts de la malade pour empêcher le vomissement. Nous essayâmes, mais inutilement, de combiner le quinquina avec la racine de colombo, ce qui m'avait réussi en pareil cas, avec l'élixir de vitriol de *Minsicht*. Voyant qu'il était inutile et même dangereux d'insister plus long-temps sur l'usage intérieur de ce médicament, je proposai la teinture en frictions. En attendant de nous l'être procurée, nous appliquâmes des sinapismes afin d'exciter un peu les forces. Ce moyen ne remplit que faiblement nos vues. Quatre onces de bon quinquina rouge mises en infusion à chaud, dans une pinte d'esprit de vin, nous fournirent la teinture pour l'employer le matin du douzième jour. On en frictionna d'heure en heure toute la surface du bas-ventre et la partie interne des bras. Il y eut le soir un changement inespéré dans l'état de la malade. Les forces se relevèrent, le pouls prit de la vigueur, les frissons furent à peine sensibles, la figure se ranima, le ventre s'ouvrit, la suppuration de l'ulcère se rétablit et devint louable, tout enfin annonça l'éloignement du danger. Les frictions avec la teinture fure nt

continuées pendant cinq jours. Après ce terme,
on plaça un purgatif tonique, qu'exigeait impérieusement un reste de saburre dans les premières
voies. Après l'effet du purgatif, on revint à l'u-
sage extérieur du quinquina que M. *Amilhou*,
que nous laissâmes auprès de la malade, combina
utilement avec l'emploi à l'intérieur de l'extrait
de quinquina, (1) et quelques purgatifs indispensables. Sous les soins de ce médecin instruit, la
convalescence s'établit. Il est bon d'observer que
dès notre arrivée auprès de la malade, l'excellent bandage de *Theden* fut appliqué sur la
jambe affectée, pour dissiper l'enflure œdémateuse,
et donner du ton à la partie.

---

(1) Je pourrais rapporter plusieurs cas dans lesquels le
quinquina pris intérieurement n'avait pas réussi, tandis
qu'associé avec la teinture en frictions, il a eu le plus
grand succès; mais ces observations me paraissent inutiles.
Celui qui ne veut pas croire à la méthode iatroliptice, at-
tribuerait la cure au remède administré intérieurement, et
celui qui m'accorde la confiance que je mérite pour la
vérité des faits, n'a pas besoin que je lui fournisse des
pieuves moins fortes que celles que je lui ai données.

VIII.e Observation.

Des effets de la teinture de quinquina, dans un cas de fièvre catarrhale bilieuse gastrique de mauvais génie.

Une femme de 30 ans, d'une constitution délicate, d'un tempéramment pituitoso-bilieux, fut attaquée d'une fièvre catarrhale bilieuse gastrique, qui débuta, le 13 ventôse an 8, par un froid accompagné de chaleur. Le 14 se passa assez tranquillement, quoique la fièvre fût sensible toute la journée, et qu'il y eût le soir une exacerbation annoncée par un froid léger et une chaleur assez douce. La langue n'indiquait pas encore beaucoup de gastricité. La fièvre se fit sentir le quinze un peu plus vivement, et le redoublement éprouva également de l'augmentation. Je proposai un émétique pour le 16 ; mais la malade s'y refusa, par la crainte de souffrir trop fortement d'une douleur, qu'elle ressentait depuis long-temps sous le sein du côté gauche, et qui était due à la répercussion d'une humeur dartreuse, qu'elle avait contractée en habitant avec son mari ; humeur qui, pendant assez long-temps, avait occupé la jambe, la cuisse, et plusieurs points du même côté. Vu la répugnance de la malade pour l'émétique, je conseillai un purgatif aiguisé par un grain de tartre stibié, qu'on supprima encore par les motifs énoncés ci-dessus. La purgation n'agit que faiblement, et ne changea rien au redoublement qui marcha comme précédemment. Celui du 17 fut un peu plus marqué. La journée du 18 fut très orageuse. Le redoublement s'annonça de grand matin, sans offrir dans son cours, jusques vers les quatre heures de l'après midi, qu'une augmentation de fièvre avec douleur gravative de la tête; symptôme qui avait précédé de quelques jours la maladie actuelle, et contre lequel j'avais prescrit un bain de jambes fortement sinapisé. Il ne sera pas hors de propos que je fasse remarquer que ce bain, dont la durée ne fut que de demi-heure, avait produit sur la jambe gauche l'effet du vésicatoire le plus actif : tandis qu'il n'avait agi que comme rubéfiant sur la droite. Ce phénomène fournirait une preuve, que c'est avec raison que les pathologistes ont admis la division du corps en ses deux moitiés, droite et gauche, si cette division n'avait pas l'assentiment général. Sur les quatre heures, la tête se prit plus fortement, et le délire se manifesta. A six heures, il survint une syncope qui se soutint jusqu'à dix, quelques moyens qu'employassent les personnes qui soignaient la malade. N'ayant pas prévu cet accident lors de ma dernière visite, que j'avais faite à cinq heures, je n'avais rien prescrit pour le combattre. Appelé auprès de la malade à neuf heures et demie, j'ordonnai de suite quatre onces de teinture de quinquina, dans laquelle on eût fait dissoudre deux dragmes de camphre, et je recommandai d'en employer une once de deux heures en deux heures, en la frictionnant sur la partie interne de chaque cuisse, et sur le ventre. Avant qu'on se fût procuré le remède, la syncope fut dissipée, on ne l'employa pas moins : je ne l'avais pas indiqué précisément contre cet accident, mais pour prévenir le paroxisme du lendemain et relever les forces. Le 19 à 5 heures du matin, je trouvai la malade dans un état plus satisfaisant : la sueur et les urines avaient donné un peu dans la nuit ; la tête, sans être parfaitement dégagée, était assez libre ; le pouls toujours fièvreux, annonçait en partie le retour des forces. La langue me parut beaucoup plus sale, ce qui me décida à faire prendre de suite deux grains de tartre stibié, étendu dans trois petits verres d'eau, donnés à demi-heure d'intervalle; l'un de l'autre. Ce remède, dans un temps très-court, agit efficacement par le haut, et plus encore par le bas. A huit heures, je fis recommencer les frictions comme la veille , et on employa deux onces de teinture de quinquina et une dragme de camphre avant le retour du paroxisme , qui eut lieu à midi. J'observerai qu'il fallut suspendre les frictions sur la cuisse gauche, à cause des douleurs vives qu'elles occasionnaient au bas de la partie externe de la jambe du même côté , exulcérée par suite du bain sinapisé, dont j'ai parlé. Le redoublement plus fort que celui du 17 , le fut moins que celui du 18 ; il se termina vers les dix heures du soir. La douleur gravative de la tête, accompagnée d'aberration dans les idées , se fit sentir : mais il n'y eut pas de syncope. La rémission à peine arrivée , je fis recommencer les frictions avec la teinture de quinquina seul , employée de trois heures en trois heures. La nuit fut assez bonne, la malade reposa par intervalle, les sueurs fournirent un peu , les urines donnèrent beaucoup : il y eut deux petites selles. Le redoublement du 20 , qui s'annonça à la même heure que celui de la veille , fut sensiblement moindre. Je suspendis la teinture , à laquelle je substituai la décoction de 30 grains d'ipécacuanha concassé, bouilli avec l'écorce d'une orange amère dans seize onces d'eau, jusqu'à réduction de moitié, en ajoutant à la colature soixante gouttes de liqueur anodine minérale *d'Hoffmann.* On donna

une cuillerée à bouche de cette décoction toutes
les quatre heures ; le bouillon toujours maigre
suivait immédiatement. Il ne se passa rien de
remarquable pendant les 21, 22 et 23. La malade
avait continué l'usage de la décoction, et on
avait administré des lavemens qui avaient décidé
quelques évacuations. La langue étant toujours
très-sale, un purgatif fut placé le 24, mais sans
beaucoup de succès : le 25, le redoublement fut
plus fort; celui du 26 renouvela les craintes
qu'avait données celui du 18. Je m'empressai de
recourir à la teinture de quinquina, qui fut frictionnée, à la dose d'une once, de trois heures
en trois heures. Quoique l'exulcération de la
jambe n'existât plus, la malade n'en éprouva
pas moins des douleurs vives dans la partie
qu'elle avait occupée. On employa huit onces
de teinture en deux jours. Les redoublemens qui
suivirent son usage et qui se soutinrent jusques
au quarantième jour, diminuèrent d'intensité, avec
une particularité qu'on observe rarement. A dater
du 26 ventôse, jusqu'au 20 germinal, le redoublement de chaque cinquième jour fut beaucoup
plus marqué que ceux qui l'avaient précédé. La
maladie ne se termina que le quarantième jour.
Cette durée n'eut rien qui me surprit ; la personne qui fait le sujet de cette observation

ayant éprouvé, à deux différentes époques, une maladie de la même nature que celle dont je viens de parler, et qui s'était terminée beaucoup plus tard, quoiquelle n'eût pas été traitée par la méthode iatroliptice. J'observerai qu'ayant voulu unir, dans le dernier cas, le quinquina aux purgatifs ou à des apozèmes, l'estomac en fut fatigué, et qu'il fallut en cesser l'emploi.

Parmi les cures opérées par d'autres que par moi, au moyen de la teinture de quinquina en frictions, je dois en distinguer quelques-unes que m'a communiquées M. *Favart* dont j'ai déjà parlé, et que je vais rapporter littéralement. La multiplicité de faits présentant d'heureux résultats confirme la bonté de la méthode.

I.e Observation.

» *Couve*, *de St. Maximin*, avait un vomisse-
» ment continuel, qui avait un type suivant celui
» d'une fièvre rémittente. Je prescrivis des vomi-
» tifs, des purgatifs, du quinquina. Voyant tou-
» jours la fièvre comme cause principale du vo-
» missement, c'était toujours elle que je cher-
» chais à arrêter; mais l'estomac rejetant tou-
» jours, rien ne pouvait opérer, et le malade

» allait de mal en pis. J'employai la teinture de
» quinquina en frictions. Trois onces suffirent
» sans autre remède pour guérir le malade ».

II.e OBSERVATION.

» *Berlen*, propriétaire de *Sanilhac*, âgé de
» près de 40 ans, avait une coqueluche bien
» caractérisée (1). Je suivis la pratique de *Cullen*
» dans cette maladie ; mais le quinquina pris in-
» térieurement échauffait beaucoup le sujet ; j'en
» prescrivis la teinture, et six onces suffirent pour
» dissiper tous les symptômes ».

III.e OBSERVATION.

» *Charridan*, fournier de la commune de
» *Sanilhac*, avait une fièvre lente nerveuse. Les mé-
» dicamens indiqués par *Huxam* tracassaient mon
» malade. Huit onces de teinture de quinquina
» lui rendirent la santé ».

IV.e OBSERVATION.

» *Louis Coste*, maréchal ferrant de *Sanilhac*,
» avait une maladie nerveuse contre laquelle il

____

(1) J'ai employé plusieurs fois, et avec succès, la teinture de quinquina en frictions contre cette maladie.

» avait employé , sans succès, des remèdes pen-
» dant deux ans. Je le mis à l'usage de la tein-
» ture. Il se trouva si bien de ce remède , et
» il a tant de confiance en ce moyen , qu'il en
» a toujours chez lui une grande provision.

V.e OBSERVATION.

» *Larnac , de Blanzac* avait une fièvre lente ;
» comme celle de *Charridan* ; elle céda au seul
» usage de la teinture de quinquina ».

VI.e OBSERVATION.

» Madame *Favié* tomba malade ; elle fut
» soignée par M. *Coulomb* , un de nos confrères,
» homme très-instruit, et sans prévention contre
» les remèdes nouveaux. Il se déclara une fièvre
» rémittente avec les symptômes de malignité les
» plus allarmans. La malade se trouva dans l'im-
» possibilité de rien prendre. Je fus appelé en
» consultation. Mon confrère , à qui j'avais parlé
» de votre teinture, me proposa de l'employer :
» je ne balançai point à adopter son avis , et ce
» remède fut mis en usage. On frictionna la
» malade toute la nuit. Le lendemain il y eut du
» mieux , mais l'impossibilité d'avaler se soute-

» nait. A la visite du soir, nous la jugeâmes dans
» un état désespéré. Nous n'en recommandâmes
» pas moins que les frictions avec la teinture lui
» fussent faites jusqu'à son dernier soupir. Quelle
» fut notre surprise le lendemain matin ! On vint
» nous dire qu'elle vivait encore et qu'elle pa-
» raissait être mieux. Nous nous rendîmes chez
» elle. Elle put avaler quelque chose. Nous lui
» donnâmes une décoction de quinquina pour hâter
» la guérison, sans abandonner la teinture qui,
» dans ce cas, doit avoir l'honneur de la cure ».

M. *Favart* m'a dit avoir guéri une anasarque
par les seules frictions avec la teinture de quinquina.

Un point a excité ma curiosité. J'ai voulu
savoir dans quelles proportions les principes médicamenteux du quinquina étaient dans l'esprit de
vin et dans l'eau de vie que j'avais employés avec
un égal succès. Une analyse exacte m'a démontré
qu'ils y étaient en très-petite quantité, l'esprit
de vin ne contenant que huit grains sept seizièmes
de résine par once de 480 grains, et l'eau de
vie six grains un seizième de résino-extractif (1).

____

(1) L'esprit de vin, et l'eau de vie peuvent se charger
davantage. J'ai la certitude qu'un gros de bon quinquina

Le résultat de ces recherches m'ayant fait craindre, vu le peu de résine ou de résino-extractif qui étaient tenus en dissolution, que je ne leur attribuasse des effets qui, peut être, étaient dus aux menstrues, j'ai fait frictionner avec l'esprit de vin et l'eau de vie, mais sans succès, des personnes attaquées de fièvres intermittentes. Quoique dans mes différens essais, je n'aie pas reconnu à ces liqueurs de vertu fébrifuge, je ne les regarde pas moins comme de puissans auxiliaires du quinquina : l'expérience ayant prouvé à un praticien éclairé, que l'eau de vie unie à cette substance donnée intérieurement en augmente l'efficacite (1).

---

rouge a fourni dix-sept grains de résine par once d'esprit de vin. Quoique la teinture ainsi chargée m'ait réussi, je croirais que celle qui l'est moins mérite la préférence. L'alcohol s'évaporant bientôt par la friction, laisse la résine à nu sur la peau, et celle-ci en bouchant les pores, doit empêcher l'absorption, si elle est dégagée en quantité du menstrue qui la tenait en dissolution. Il vaudrait mieux, en employant une teinture moins forte, multiplier les embrocations.

D'après cette considération, je rejeterai toujours de ma pratique, quand le quinquina pourra être utile en frictions, la teinture préparée avec l'éther.

(1) L'eau de vie peut agir comme tonique, ou en faisant détacher plus vîte, et en plus grande quantité, le résino-extractif de l'écorce.

Dans mes essais pour déterminer combien de résine et de résino-extractif se détachait d'une quantité donnée de quinquina, j'ai ajouté du carbonate de potasse à l'esprit de vin et à l'eau-de-vie. La teinture a été moins chargée des principes médicamenteux de l'écorce (1), et elle m'a présenté des phénomènes quant à sa partie colorante. Le résidu du quinquina que j'avais employé, bien séché à l'étuve, remis dans l'esprit de vin alkalisé, ne l'a coloré que faiblement : séché de nouveau et mis dans de l'eau alkalisée, il a fourni une teinture plus colorée que la première teinture spiritueuse. L'expérience répétée toujours avec le même résidu, j'ai obtenu une nouvelle teinture aqueuse, qui ne le cédait point à la première par son intensité de couleur.

Ces dernières recherches n'offrant aucune utilité au medecin-praticien, je les aurais passées sous silence, si je n'avais dû faire remarquer que ces différentes teintures mêlées à parties égales avec celles que j'employais déjà dans ma pratique, n'en affaiblirent pas du tout l'éfficacité.

---

(1) Elle n'en contenait que la moitié à peu près de celle dont s'étaient chargés l'esprit de vin ou l'eau de vie sans addition de potasse.

Quoique

Quoique j'aie présenté une série de faits qui parlent en faveur de la méthode iatroliptice, peu de gens peut-être l'adopteront : beaucoup même ne voudront pas croire aux effets qui ont suivi l'emploi de la coloquinte, de la digitale, de la teinture antispasmodique, etc. Je n'écris pas pour faire embrasser cette pratique, ni pour faire abandonner celle qui est sanctionnée par l'expérience de p'usieurs siècles. Loin de moi une pareille idée. Je ne suis pas médecin à système : je ne m'enthousiasme pour aucune méthode, je les emploie toutes, en donnant la préférence à celle qui m'offre le plus d'avantages ; je les combine même, comme on l'a vu dans plusieurs cas que je viens de rapporter. L'administration des remèdes à l'intérieur m'a procuré d'ailleurs assez de succès, pour que j'en use avec la même confiance. Je rends compte de ce que j'ai observé, pour fournir quelques moyens de plus auxquels les praticiens pourront avoir recours, lorsqu'ils y seront forcés par des circonstances qui se présentent fréquemment. Ceux qui voudront réfléchir sur l'importance des fonctions de la peau, sur les suites qui en accompagnent la lésion, n'attendront pas, pour employer la méthode que je propose, d'être dans l'impossibilité de faire avaler les remèdes ; ils substitueront souvent à leur administration intérieure leur application à l'extérieur, surtout lorsqu'ils n'auront pas , comme je l'ai dit , de maladies saburrales à combattre.

Si la méthode dont je parle n'était pas connue, si les *Brera* , les *Chiarenti* , les *Alibert* , les *Dumeril* et autres, n'en avaient pas usé avant moi , j'aurais attendu d'avoir beaucoup plus de succès pour communiquer mes observations. Je n'ignore pas le sort des découvertes qui n'ont pas été marquées du sceau d'une longue expérience : elles ont quelquefois séduit par l'agrément de la nouveauté , mais elles ont été bientôt plongées dans l'oubli , parce que leurs auteurs n'en avaient pas étudié assez long-temps les inconvéniens et les avantages. Le théoriste peut poser des probabilités d'après les principes : le praticien ne doit offrir que des certitudes, fruit de l'uniformité des résultats , dans un grand nombre de cas semblables ; surtout lorsqu'il emploie de nouveaux moyens , ou des moyens connus, mais par un mode non usité. Mon seul mérite dans les cures dont je viens de parler , est d'avoir su profiter des lumières d'autrui. J'ai multiplié les moyens, d'autres les varieront , et il est possible que dans peu , la méthode iatroliptice remplace dans bien des cas la méthode ordinaire. J'ai adopté avec d'autant plus de confiance la première, que depuis plus de seize ans, à l'exemple de *Clare*, je m'en sers pour combattre la vérole et d'autres maladies. Je n'ai de commun avec ce chirurgien que le mode, le moyen est tout différent. Il emploie le mercure en frictions dans l'intérieur de la bouche, je ne fais point usage de ce minéral, quoique plusieurs de mes confrères, jaloux des succès étonnans et soutenus que j'obtiens, veuillent le faire accroire. En disant ce qu'ils ne pensent pas, parce qu'ils connaissent ma loyauté, ils donnent une bien haute idée de mes talens. N'en aurait-il pas effectivement beaucoup, celui qui conserverait à une substance toutes ses qualités utiles, en la dépouillant de ce qu'elle peut avoir de nuisible ou d'incommode (1), celui qui lui ferait produire des effets qui n'ont jamais eu lieu entre les mains des plus grands maîtres. On regarde le mercure

------

(1) Dans deux ou trois mois je guéris la vérole, excepté dans des cas particuliers, dépendans de l'ancienneté de la maladie ou de la nature des symptômes qui exigent un traitement plus long. Il n'est besoin d'aucun remède préparatoire ; la sobriété dans le régime suffit. Rarement l'application des topiques est-elle nécessaire. Le malade n'est pas obligé de garder l'appartement ; il se livre sans nul danger à ses occupations ordinaires, quelles que soient la saison et la température.

comme le spécifique dans les maladies vénériennes : mais offre-t-il les mêmes avantages contre les tumeurs squirreuses de la matrice qui ne reconnaissent pas pour cause le principe syphilitique, contre les goî-tres, contre l'engorgement des glandes par cause écrouelleuse, en un mot contre presque toutes les maladies dépendantes de l'épaississement de la lymphe. Si on l'emploie, ce n'est jamais que comme auxiliaire, et les moyens dont je me sers, modifiés suivant l'idiosyncrasie du sujet, suivant la sensibilité de l'organe malade, deviennent curatifs. M. *Laborie* dont on ne peut pas nier les connaissances en chirurgie et dans l'art des accouchemens, puisqu'il a hérité de celles de son père, peut affirmer que depuis la publication de mon opuscule, j'ai guéri quatre femmes attaquées de tumeurs plus ou moins volumineuses à la matrice, dont quelques-unes présentaient tous les caractères du squirre, une seule pouvant être liée au principe vénérien. Qu'on lui demande s'il a remarqué pendant le cours du traitement aucun des effets du mercure ni sur le système nerveux, ni sur les organes sécrétoires ; qu'on fasse la même question au digne professeur *Méjan*, et l'on saura si j'en impose. Il a vu quelques malades que j'ai guéri d'affections graves aux yeux par cause syphilitique ; il a ad-ministré lui-même mon remède à une personne

atteinte d'une humeur rhumatique, qui habituellement pendant l'hiver portait sur la poitrine, et
décidait de la gêne dans la respiration ; il en a
toujours réprimé les effets (1). J'ai fait pour lui
ce que je ne fais pour personne, je lui ai remis
le remède toutes les fois qu'il me l'a demandé.
J'ai même voulu lui en communiquer la composition pour qu'il le préparât, ce qu'il a refusé.
Je les donnerai ces préparations qui excitent si
puissamment l'envie, mais comme ma découverte

______

(1) Les bons effets que lui a vu produire, à plusieurs
reprises, M. MÉJAN, m'ont mis dans le cas de traiter
de la même manière un M. de Madrid qui, depuis 14 ans,
était tourmenté d'un rhumatisme compliqué d'un autre principe morbifique qui décide l'épaississement de la lymphe.
Ce M., quand il arriva chez moi, marchait tout courbé
et avec beaucoup de peine ; il ne pouvait faire que très-
peu de chemin sans s'arrêter : on était obligé de l'aider
à se relever quand il était assis. Il fallait qu'on le desha-
billât pour le mettre au lit où il trouvait rarement du soulagement : les mêmes secours lui étaient indispensables
quand il voulait se lever. Dans quatre mois et vingt jours
de traitement, il fut mieux portant qu'il ne l'avait été
avant sa maladie. Par une suite du vif intérêt qu'il m'inspirait, je voulais qu'il continuât encore deux mois les remèdes qui lui avaient rendu la santé, afin de consolider
sa guérison, mais des affaires pressantes l'appelant chez
lui, il partit, et malgré un voyage pénible pendant la
saison rigoureuse de l'hiver, il n'a ressenti aucune de ses
anciennes douleurs : c'est ce dont il a eu la bonté de m'instruire.

est ma propriété, je dois être libre pour l'époque où je la rendrai publique. Tant que ma méthode me paraîtra susceptible de perfectionnement, je me la réserverai, quoi que puisse faire la calomnie dont je ne crains pas les traits, toutes les fois que je suis dans le cas d'opposer des guérisons au mensonge. Quel que soit le terme que je fixe pour faire connaître les remèdes dont je me sers, il me restera le regret de ne pas en avoir fait l'essai dans le nord de l'Europe, sur des hommes exposés à la rigueur de l'hiver si différent du nôtre.

Les substances avec lesquelles je guéris, avalées, ne me présentaient pas les mêmes avantages qu'employées en frictions. Cette différence sera sentie par l'homme de l'art, s'il fait attention que le système lymphatique est le siége ordinaire du virus vénérien ; et que le remède administré à la méthode de *Clare* y porte immédiatement son action, qui n'est que réfléchie, pour ainsi dire, sur les organes doués d'une extrême sensibilité, et sur la région épigastrique qui paraît en être le centre. Il détermine sur ce système une irritation d'une nature particulière, qui détruit le levain syphilitique en rompant celle décidée par ce virus, dont l'action soutenue dérange l'organisation des parties sur lesquelles il porte d'une manière plus spéciale, toujours en raison de leur contexture, de leur sensibilité, etc. Mon opinion est également celle de M. *Fages*, ancien chirurgien en chef de l'hôpital militaire sédentaire. Si rien ne s'oppose à son travail, il en présentera le développement dans un *traité sur les maladies vénériennes* dont il s'occupe. Il justifiera la bonne opinion qu'ont de lui les personnes qui le connaissent intimement, ou par les savans mémoires qu'il a donnés et qui ont été couronnés : il convaincra les amis de l'humanité et de la science, que s'il ne fait pas oublier les grands hommes que la chirurgie a perdus, il est dans le cas de les remplacer.

L'irritation à laquelle j'attribue la guérison des maladies vénériennes, a lieu par une marche progressive et douce ; elle s'annonce par l'état du pouls, par l'augmentation de ton de toute l'économie : les malades qui l'éprouvent reprennent des forces, de l'appétit, de l'embonpoint, ce qui me permet de soumettre à mon traitement, des personnes à peine convalescentes de maladies aiguës très-graves.

C'est avoir assez occupé le lecteur des effets

de moyens que je n'indique pas; j'ai été entraîné à en parler, pour fournir des preuves de plus en faveur de la méthode iatroliptice qui me procure la guérison de maladies qui ont résisté à toutes les autres.

OBSERVATIONS

PRATIQUES

SUR L'EMPLOI A L'INTÉRIEUR

DE LA RÉSINE

ET DU RÉSINO-EXTRACTIF DE QUINQUINA.

IL paraîtra peut-être déplacé que, dans un ouvrage qui, d'après le titre, ne devrait traiter que de l'emploi des remèdes appliqués à l'extérieur, j'aille parler assez au long de préparations administrées intérieurement. Si j'avais le goût ou le temps d'écrire, j'aurais donné séparément les observations que je vais présenter. En m'étendant sur des théories souvent démenties par les faits, en faisant beaucoup de citations, en compilant, en accompagnant chaque observation de raisonnemens qui, dans la plupart des cas, en auraient diminué le mérite, j'aurais pu donner un ouvrage volumineux. Je n'ai pas la prétention de me faire une réputation comme auteur, je suis plus jaloux de celle que peuvent me procurer les cures que j'ai le bonheur d'opérer. Venant de parler de celles que j'ai obtenu par la teinture de quinquina, préparation que je puis dire m'appartenir (1), j'ai cru devoir rendre compte, immédiatement après, des succès que j'avais eu, au moyen de la résine et du résino-extractif de cette écorce, puisque sans la préparation de la teinture, je n'aurais pas pensé à les employer.

Une première découverte, dans quelque science que ce soit, est souvent moins utile en elle-même que par les découvertes subséquentes auxquelles elle conduit. Les principes agissans du quinquina semblaient être connus ; ce qui ne l'était pas, c'est l'efficacité de sa résine et de son résino-extractif, pour suppléer l'écorce en substance. Il était conséquent, d'après les bons effets que je voyais produire à la teinture de quinquina, et que je ne pouvais pas attribuer au menstrue, de penser que les principes médicamenteux tenus en

---

(1) Les anciens pharmacologistes préparaient une teinture avec la même écorce, mais par des procédés différens, et dans l'intention de l'administrer à l'intérieur. L'oubli dans lequel elle est tombée, est une preuve de son insuffisance.

On pourrait préparer *extemporanément* la teinture que j'emploie, en broyant de la résine de quinquina dans l'esprit de vin, ou du résino-extractif dans l'eau de vie.

dissolution, dégagés de leur véhicule, auraient les mêmes propriétés administrés intérieurement. On mit à évaporer à un feu très-doux la teinture préparée à l'esprit de vin, et elle procura une substance que j'appelerai résine, puisqu'elle se dissout complétement dans l'alcohol qu'elle laisse transparent. La teinture préparée à l'eau de vie donna un résidu qui mérite le nom de résino-extractif par les principes qui le constituent (1). Quoique ce dernier produit m'ait réussi comme la résine, je l'ai employé moins souvent à cause de sa grande amertume : on doit cependant lui donner la préférence sur la résine, dans des circonstances que je désignerai.

Il est aisé de sentir la différence qui existe entre la résine et les extraits connus de quinquina, ceux-ci ne contenant que peu de résine que la partie extractive entraîne par une force d'adhésion que l'art ne peut pas détruire, et qu'il serait peut-être dangereux qu'il rompit, quoique je me sois assuré que la vertu fébrifuge du quinquina réside

---

(1) Je ne parle pas des différens procédés par lesquels on a opéré, ni des phénomènes qu'ils ont présenté : M. REBOUL, pharmacien et chimiste du plus rare mérite, se réserve de les faire connaître.

principalement dans sa résine. L'application heureuse que j'en ai faite, et que j'en fais journellement dans ma pratique, me fournit la preuve que mal à propos plusieurs hommes de mérite, et parmi eux *Desbois de Rochefort*, ont avancé que la partie résineuse du quinquina ne possédait que la vertu tonique, et que c'était dans sa partie gommeuse que résidait la qualité fébrifuge. M. *Cornette* a donc eu raison de dire qu'on s'avancerait peut-être trop, si l'on concluait avec quelques chimistes, que la résine du quinquina doit être sans vertu, parce qu'elle est sans saveur. (*Hist. de la Société de Médecine*, année 1779)

Quoiqu'il ne soit pas rigoureusement besoin, pour guérir, de connaître à quels principes médicamenteux on doit les cures : quoiqu'il fût souvent même dangereux pour le praticien de s'enfoncer dans le labyrinthe de l'analise, s'il devait toujours se régler pour l'application des remèdes sur la nature des produits chimiques, sans s'attacher au fil de l'observation pour l'emploi de ces produits, elle est bien souvent de la plus grande utilité. Par elle on découvre des principes ignorés, par elle on relève des erreurs qui nuisent à la pratique.

Pour apprécier la vertu de la résine, je l'ai donnée à l'intérieur dans des cas de fièvre intermittente : elle m'a présenté une action fébrifuge, mais en me laissant à désirer. Je l'avais étendue dans une certaine quantité d'eau qui n'est pas son dissolvant, et en comparant ses effets avec ceux que j'avais obtenus quand elle était employée en frictions entièrement dissoute, je pensai que les sucs gastriques n'agissaient qu'imparfaitement sur elle donnée à une dose un peu forte. Je crus qu'en l'associant au sel d'absinthe, j'épargnerais à l'estomac un travail que je jugeais au-dessus de ses forces. De la résine unie au carbonate de potasse sur lequel j'avais jeté de la salive qui doit avoir beaucoup des propriétés du suc gastrique, s'était dissoute plus complétement que celle que j'avais mise dans la salive, sans aucune addition. Quand le contraire serait arrivé, je n'aurais pas été blâmable de former cette combinaison, l'expérience démontrant que l'union du sel d'absinthe au quinquina ajoute à l'action de ce dernier dans les fièvres intermittentes. Le carbonate de potasse m'offrait encore un avantage. Par l'espèce de saponification qui résulte de sa combinaison avec la résine, l'on n'a pas à craindre les engorgemens que le quinquina procure quelquefois dans différens viscères, accidens beaucoup plus rares qu'autrefois, qui devaient leur naissance aux petites doses trop long-temps continuées, et qui ne produisaient que des demi-effets toujours dangereux en médecine, lorsque les indications sont bien saisies.

M'appuyant sur l'expérience qui, comme je l'ai dit, démontre que le sel d'absinthe active le quinquina, et sur ce qui s'était passé dans la combinaison de ces deux substances unies à la salive, j'ai associé le carbonate de potasse à la résine, quelquefois à parties égales, plus souvent à demi-dose (1). J'ai obtenu contre des fièvres tierces,

____

(1) J'ai fait triturer une dragme de résine avec autant de sel d'absinthe qu'on a étendu dans trois onces d'eau. La dissolution n'a pas été complète, mais ce qui prouve qu'elle a eu lieu en partie, c'est que, par le repos, un dépôt s'étant formé dans la bouteille, l'eau a resté fortement colorée. Je n'emploie ordinairement le carbonate de potasse que dans la proportion d'un à deux, malgré que la dissolution soit moindre, pour prévenir un agacement qui, quelquefois, se fait sentir à la gorge et à l'estomac, quand la dose est plus forte, et que le véhicule est en petite quantité. Je mets pour les adultes, une dragme de résine et demi-dragme de sel d'absinthe dans trois onces d'eau, et j'en donne une cuillerée à bouche, de deux heures en deux heures, de trois en trois, etc., suivant l'indication que j'ai à remplir, et le temps que me laisse l'accès ou le redoublement. On peut charger ou affaiblir la mixture d'après l'âge, la force ou la faiblesse des sujets. Je procède de même quand je me sers du résino-extratif.

doubles tierces intermittentes , contre des fièvres bilieuses rémittentes , des effets assez satisfaisans , pour me faire croire que cette préparation ne le cède en rien au quinquina en substance. Elle m'offre un avantage inappréciable sur celui-ci , quand on est obligé de le donner à une dose très-forte , infiniment désagréable au malade , et fatigante pour l'estomac. Dix grains de résine et cinq grains de sel d'absinthe , dans une cuillerée à bouche , fournissent autant de principes médicamenteux que deux gros de quinquina en poudre , quoiqu'on retirât de celui-ci une plus grande quantité de résine , qui vraisemblablement n'est pas extraite en entier par les organes épigastriques. Venons aux faits.

Ire OBSERVATION.

De l'effet de la résine de quinquina , dans un cas de fièvre intermittente tierce , accompagnée d'hémorragie nasale.

Un enfant de 13 ans , rachitique depuis l'âge de quatre , bossu devant et derrière , ayant plusieurs ulcères très-étendus sur le bas-ventre et sur l'une des cuisses , ce qui ne laissait que la partie interne d'une cuisse et des deux bras très-frêles dans le cas de recevoir des frictions, fut attaqué de fièvre intermittente tierce. Les deux premiers accès furent marqués par un froid extrêmement vif, et par un vomissement considérable. La chaleur, sans être très-forte, s'accompagnait d'un assoupissement profond qui aurait pu faire craindre des accès insidieux, si le pouls n'avait pas été en raison inverse de l'accablement. Tout annonçait le besoin d'un vomitif, mais la conformation du sujet, d'ailleurs très-délicat, m'en interdisit l'emploi. Je donnai un purgatif doux qui eut tout le succès que je pouvais me promettre de son effet évacuant. Le troisième accès plus intense que les deux premiers, fut suivi d'une hémorragie nasale. Je mis le malade à l'usage d'une boisson fortement acidulée. Le besoin de purger s'annonçant encore d'une manière très-prononcée, un purgatif acide fut employé. Le quatrième accès plus violent que les autres renouvela l'hémorragie si fortement, que le malade tomba dans une syncope qui dura six heures, malgré les moyens les plus propres à la faire cesser. A peine en fut-il sorti, que l'hémorragie, qui s'était arrêtée tout le temps qu'avait duré la syncope, reparut. On tampona le nez en dehors seulement. La perte de sang me paraissant liée au retour de l'accès, il était urgent de prévenir le cinquième. Le quinquina

pouvait

pouvait seul remplir mes vues. Comment le faire
prendre en substance à une dose suffisante , à un
enfant indocile , et qui ne connaissait pas le danger
de son état ? Je prescrivis de suite une dragme de
résine combinée avec autant de sel d'absinthe dans
trois onces d'eau , dont on donna une cuillerée à
bouche de trois heures en trois heures. J'ordonnai
également, pour boisson ordinaire , une limonade
très-forte. La première cuillerée de mixture fut
rejetée ; on rapprocha la seconde prise, et l'on
ne parvint à la faire garder, qu'en donnant par-
dessus une cuillerée à bouche de suc de citron
chargé de sucre. Le malade prit environ quarante
grains de résine , depuis la cessation de la syncope jusqu'à l'heure où le cinquième accès s'annonça. Celui-ci fut infiniment moindre , et n'eut
avec lui aucune hémorragie. Le danger pouvant
reparaître , et le malade se refusant à prendre la
mixture qui me semblait encore nécessaire , j'eus
recours à la teinture administrée en frictions ,
mais sur laquelle je ne comptais pas beaucoup ,
d'après les raisons énoncées plus haut. Les frictions furent faites d'heure en heure. Pouvais-je
croire à une absorption bien facile, l'opération ayant
lieu sur des parties peut être dans un état d'érétisme
par des frottemens rapprochés ? Dans cette crainte ,
je jugeai indispensable , après le sixième accès

qui fut aussi fort que le précédent, de revenir à l'usage intérieur du quinquina. Le sujet consentit à prendre par jour deux petites cuillerées de mixture, ce qui portait la dose de la résine à dix ou douze grains. On continua les embrocations. Le septième accès fut infiniment plus faible, et le huitième fut le dernier, le même traitement ayant été continué. L'hémorragie n'avait pas reparu depuis la première administration du quinquina. Le sujet se rétablit très-promptement.

II.e OBSERVATION.

De l'effet de la résine de quinquina, dans un cas de fièvre tierce intermittente pernicieuse.

Un garçon de 10 ans, attaqué de fièvre tierce intermittente pernicieuse, qui avait été émétisé après le premier accès, fut mis après le second à l'usage de la résine avec le sel d'absinthe, à la dose d'un gros chaque dans trois onces d'eau. Comme je n'avais pas assez d'expériences sur l'efficacité du moyen, dans un cas surtout aussi grave, j'y joignis l'administration de la teinture en frictions. Dans l'espace de trente heures, on employa la dose entière de la mixture et la teinture fut portée à trois onces. Un peu d'inquiétude et de mal-aise remplacèrent l'accès, et trois jours après le sujet fut remis à son régîme ordinaire, sans éprouver le plus léger ressentiment. Malgré le calme, la résine fut continuée, et une dose de mixture pareille à la première fut prise en quatre jours.

Cette guérison parle moins que la première en faveur de la résine, vu l'emploi de la teinture en frictions. Je ne nierai pas que cette dernière préparation n'ait pu contribuer à la cure, mais je suis fondé à croire que la résine seule, administrée à l'intérieur, aurait suffi, d'après les bons effets que je lui ai vu produire chez un grand nombre de personnes attaquées de fièvre intermittente, moins dangereuse, pour la plupart, il est vrai, que celle dont je viens de parler, et ceux que j'en ai obtenus dans des fièvres continues de mauvais génie.

III.e OBSERVATION.

De l'effet de la résine de quinquina, dans un cas de fièvre intermittente tierce.

Une dame âgée de 24 ans, d'un tempérament bilieux, avait essuyé six accès de fièvre intermittente tierce, lorsque je fus appelé. Elle avait déjà pris deux purgatifs. J'administrai un émétique et un purgatif sans que les accès diminuassent d'intensité. Le froid était vif et durait trois heures :

la chaleur forte et inquiétante par les douleurs de tête qui l'accompagnaient, en durait douze. Croyant les premières voies libres, je conseillai, dans l'intervalle d'un accès à l'autre, l'emploi de trois onces de teinture antispasmodique en frictions. Le froid diminua sensiblement, mais la chaleur fut plus fatigante, et il s'y joignit un assoupissement contre lequel je n'employai cependant aucun moyen. L'accès terminé sans sueur comme les précédens, je fis employer seulement deux onces de teinture, dans la crainte qu'elle n'eût provoqué l'assoupissement dont j'ai parlé. Cette seconde administration n'eut pas plus de succès que la première, et à l'assoupissement près, l'accès qui en suivit l'usage marcha comme le précédent. La fièvre, d'intermittente, se changea en continue rémittente tierce. La malade fut tenue, pendant trois jours, à une boisson délayante, et à l'usage des lavemens, qui produisirent des évacuations abondantes. Elle fut purgée deux fois dans les jours libres. Après le second purgatif, la maladie reprit le type qu'elle avait quitté. Je prescrivis une dragme de résine avec demi-dragme de sel d'absinthe dans trois onces d'eau, dont la malade prit une cuillerée à bouche de trois heures en trois heures. L'accès manqua pour ne plus revenir, le même remède ayant été continué encore plusieurs jours, mais à plus petite dose. L'appétit reparut dès que la fièvre eut cessé, et la santé se rétablit presque sans convalescence.

IV.e OBSERVATION.

De l'effet de la résine de quinquina, dans un cas de fièvre intermittente tierce.

Une dame, âgée de 30 ans, ayant le même tempérament que celle dont je viens de parler, était atteinte de la même maladie avec les mêmes circonstances, si ce n'est que la sueur avait lieu après chaque accès, et que la malade mouillait quatre chemises. Appelé auprès d'elle, je prescrivis la teinture antispasmodique en frictions, dont elle employa deux onces et demie, le jour libre de fièvre. L'accès qui suivit ne présenta point de diminution. La teinture continuée à la dose de deux onces, l'accès fut plus court de quatre heures, et la malade ne mouilla que deux chemises. Encore deux onces de teinture, nouvelle diminution. La malade ayant trop écouté son appétit, la fièvre devint aussi forte que jamais. La langue fut sale et annonça le besoin d'une évacuation que j'aurais sollicité, si la malade n'avait pas été obligée de se mettre en route. Je profitai du jour exempt de fièvre pour administrer une dragme de résine combinée comme dans le cas précédent et dans la même quantité de liquide. L'accès n'eut pas lieu. La dame dont il est question, voyageant la nuit qui était l'époque où la fièvre se faisait sentir, éprouva un vomissement considérable. Le surlendemain, elle eut un peu de mal-aise, mais sans aucune suite, ayant pris une autre dragme de résine dans le jour libre, et l'ayant continuée pendant cinq jours, à la dose de vingt grains le premier jour, et à celle de dix les quatre suivans.

V.e OBSERVATION.

De l'effet de la résine de quinquina, dans un cas de fièvre intermittente tierce.

Un homme, âge de 40 ans, très-robuste, d'un tempérament bilieux, avait essuyé quatre accès de fièvre intermittente tierce, lorsqu'il eut recours à moi. Il avait pris deux fois le tartrite de potasse antimonié, et autant de fois un purgatif minoratif. Tous ces remèdes avaient procuré des évacuations abondantes. La langue était encore sale et semblait indiquer le besoin de purger;

mais le dernier accès s'étant prolongé et ayant été plus inquiétant , (il avait duré vingt-deux heures) je me décidai à prescrire une dragme de résine avec demi-dragme de sel d'absinthe dans trois onces d'eau. L'invasion du nouvel accès, d'après la marche qu'avait suivi la maladie , ne devant être éloignée que de huit heures, le malade prit une cuillerée à bouche de sa mixture, d'heure en heure. Il n'eut pas le moindre ressentiment de fièvre, ce qui n'empêcha pas qu'il ne prît une seconde dose de résine , pareille à la première , dans l'espace de quatre jours, afin de soutenir le bon effet qu'il avait obtenu du remède. Sa santé se rétablit vîte et solidement.

VI.e OBSERVATION.

De l'effet du résino-extractif de quinquina, dans un cas de fièvre intermittente double tierce.

Un garçon, âgé de 15 ans, fut attaqué d'une fièvre intermitente double tierce, dont chaque accès débutait par un froid très-vif accompagné d'ecchymoses considérables aux cuisses et aux jambes, qui se dissipaient lorsque la chaleur était établie. Celle-ci était forte et marchait avec un assoupissement profond ·et faiblesse du pouls. Le malade éprouvait le second accès quand je fus appelé. Les premières voies étant embarrassées et la diathèse bilieuse dominant compliquée de la diathèse catarrhale, j'administrai deux grains de tartrite de potasse antimonié, qui provoqua de fortes évacuations par haut et par bas. L'accès qui suivit fut plus inquiétant que ceux qui l'avaient précédé, et sans l'engouement marqué des premières voies, j'aurais eu recours au quinquina que je me bornai à joindre à un purgatif. Les évacuations abondantes qu'il décida, ou toute autre circonstance, firent avancer l'accès, de manière qu'au lieu de sept heures d'intermission, il n'y en eut que cinq. Le froid plus vif et plus long, la chaleur plus intense, l'assoupissement plus profond et la prostration de forces plus marquée, me firent craindre la fièvre *comitata* de *Torti*. J'ordonnai qu'on administrât, dès que la fièvre aurait cessé, quarante grains de résino-extractif (1) com-

---

(1) Je donnai la préférence au résino-extractif sur la résine, parce que j'avais observé · qu'il lâchait moins le ventre que celle-ci, et que l'accès avait été plus fort et plus inquiétant après les évacuations décidées par un émétique et un purgatif, quoique le quinquina eût été joint à ce dernier.

biné avec quinze grains de sel d'absinthe et huit
grains de camphre dans deux onces d'eau. La ré-
mision ayant lieu, on donna, d'heure en heure,
le quart de cette mixture. La fièvre revint, mais
en se retardant de quatre heures, et avec une
diminution sensible de tous les symptômes. Le
malade poussa deux selles peu copieuses. Les
urines donnèrent peu ; il est vrai que le malade
n'étant pas altéré, on ne l'avait pas pressé de
boire. La dose du résino-extractif fut augmentée de
dix grains, et je substituai au camphre vingt grains
de nitre, le tout étendu dans trois onces d'eau.
Cette mixture fut prise à cuillerée à bouche,
d'heure et demie en heure et demie, et finie
avant l'accès qui fut encore plus doux que le
précédent. La mixture préparée et prise de nouveau comme la veille, le malade fut délivré de
la fièvre pendant quelques jours ; mais s'étant
trop livré à son appétit, elle reparut sous le
type de tierce et presque avec les mêmes caractères que dans son début. Un minoratif avec addition de quinquina fut administré. Les évacuations
furent abondantes sans que l'accès suivant perdit
de sa force. Je donnai, le jour libre de fièvre,
vingt grains de résine, en une seule dose, associée
à un grain de tartrite de potasse antimonié. J'étais
bien aise de savoir si elle avait comme le quin-

quina en substance, la propriété de châtrer la vertu émétique du tartre stibié. Cette combinaison ne produisit aucun effet sensible ni sur l'estomac ni sur les intestins. Le lendemain, quoique j'eusse à craindre l'accès, je répétai de très-bonne heure le même remède, en augmentant de demi-grain le tartrite de potasse antimonié. Deux heures après son administration, le sujet eut des évacuations très-abondantes par le vomissement et par les selles (1). L'accès fut beaucoup moindre ce jour-là, mais il fut suivi d'une hémorragie nasale extrêmement violente, qui résista à l'action de beaucoup d'astringens, et qui ne céda qu'à un bain de jambes fortement sinapisé. La fièvre ne reparut plus, quoiqu'on n'eût plus recours à aucune préparation de quinquina, mais la convalescence fut longue et pénible : peut-être des écarts dans le régime et pour la qualité et pour la quantité des alimens, éloignaient-ils le retour de la santé.

---

(1) Ayant répété la même expérience sur une fille de dix-huit ans, j'observai les mêmes effets.

VII.e Observation.

De l'effet de la résine de quinquina, dans un cas de fièvre quotidienne intermittente, accompagnée de lipothymie et de délire mélancolique.

Un garçon âgé de 24 ans, d'un tempérament pituiteux, d'un caractère extrêmement phlegmatique, vingt jours après la terminaison d'une fièvre catarrhale gastrique, fut attaqué d'accès de fièvre qui s'annonçaient, chaque soir, par une réfrigération accompagnée de lipothymie, à laquelle succédait un délire mélancolique qui durait plusieurs heures. La chaleur sans être bien forte s'établissait et se soutenait huit heures. Le malade éprouvait le quatrième accès lorsqu'on m'appela. La liqueur d'*Hoffmann* dans l'eau de fleurs d'oranges parut diminuer le délire, mais sans rien changer à la durée de l'accès. Je fis prendre le lendemain, en quatre doses, à deux heures d'intervalle l'une de l'autre, quarante grains de résine, vingt grains de sel d'absinthe, et trente gouttes de liqueur d'*Hoffmann* dans deux onces d'eau. Il n'y eut le soir ni lipothymie, ni délire ; la chaleur fut même plus courte. Le lendemain l'accès n'eut pas lieu, le malade ayant pris une dragme de résine, trente grains de sel d'absinthe, et trente gouttes d'*Hoffmann* dans trois onces de véhicule. J'ordonnai encore le même remède à moitié dose, et la fièvre ne reparut plus.

VIII.e OBSERVATION.

De l'effet du résino-extractif, dans un cas de fièvre quarte.

Une dame, âgée de 30 ans, d'une constitution délicate, d'un tempérament bilieux, fut attaquée, à la fin de Frimaire, d'une fièvre intermittente quarte dont l'accès était marqué par un froid très-vif et qui durait quatre heures. Je ne fus appelé qu'après le quatrième accès. Des signes de gastricité se manifestant, je prescrivis le tartrite de potasse antimonié. Les évacuations par le haut et par le bas furent abondantes, sans que l'accès perdit rien de son intensité. La malade fut purgée, mais la fièvre fut également forte. J'employai la teinture antispasmodique en frictions : huit onces, dans l'intervalle de deux accès, ne produisirent aucun changement (ce moyen m'a réussi en hiver comme dans les autres saisons). Le camphre uni à la salive, substitué à la teinture, augmenta le froid. J'eus recours alors au résino-extractif; il fut pris dans l'intervalle d'un accès à l'autre, à la dose d'une dragme, combiné avec demi-dragme de sel d'absinthe dans trois onces d'eau. L'accès qui suivit fut sensiblement moindre. Le remède répété à la même dose et dans le même espace de temps, la fièvre ne reparut pas. Pour soutenir ces bons effets, la malade continua pendant douze jours l'usage du résino-extractif, mais en n'en prenant que dix grains par jour.

IX.e Observation.

De l'effet de la résine de quinquina et du résino-extractif, dans un cas de fièvre intermittente tierce insidieuse.

Une dame, âgée de 64 ans, d'une constitution faible, d'un tempérament pituitoso-bilieux, avait éprouvé quatre fois, mais faiblement, les symptômes qui caractérisent une fièvre intermittente tierce. Il y avait un peu de diminution dans l'appétit, sans que la langue fût sale, ni la bouche mauvaise. Je conseillai quelques amers. Rien n'ayant pu faire prévoir d'orage, elle fut attaquée, le jour qui correspondait à celui de la fièvre sous le type annoncé, d'un accès qui débuta brusquement par un assoupissement léthargique, avec

. . . presque totale du pouls. Cet état dura dix . . . . . , . . lorsqu'il cessa , la malade n'eut pas . . . . . . ndre ressouvenir d'avoir été mise au lit , ... d'avoir reçu des soins. Quoique la marche de cet accès fût faite pour inquiéter , et parût exiger impérieusement l'emploi du quinquina , la langue était si sale , la bouche si mauvaise , que je me décidai à donner un purgatif, l'émétique ayant été refusé. J'étais rassuré jusqu'à un certain point, par la bénignité des quatre accès qui avaient précédé , et j'attribuais au gastrique l'état fâcheux de la veille. Les déjections furent très-abondantes, mais elles n'empêchèrent pas l'accès de reparaître avec les mêmes symptômes allarmans. Le purgatif avait été donné mal à propos : il était temps encore de réparer ma faute. A peine cet accès fut-il terminé, que je mis la malade à l'usage de la résine de quinquina, à la dose d'une dragme , combinée avec demi - dragme de sel d'absinthe dans trois onces d'eau. On donna une cuillerée à bouche de cette mixture , de deux heures en deux heures. Des déjections répétées au point de porter sur les forces ayant lieu , je substituai à la résine le résino-extractif à la même dose , toujours avec l'addition du sel d'absinthe. Cette nouvelle mixture fut donnée aux mêmes intervalles. Il n'y eut point d'évacuations par les selles , les

forces se relevèrent, et l'accès ne fut marqué que
par une heure d'affaissement. La malade avait pris
une dragme de résine, et autant de résino-extractif:
elle prit encore, dans l'espace de trente-six heures,
une dragme, en tout, de l'une et de l'autre de
ces préparations, à parties égales, avec demi-
dragme de sel d'absinthe dans trois onces d'eau,
et elle n'éprouva aucun ressentiment d'accès. L'appétit languissant, la bouche étant mauvaise, six
jours après la cessation du quinquina, la malade
fut purgée avec un minoratif dans la décoction de
deux dragmes de quinquina rouge. La santé se
rétablit parfaitement sans d'autres remèdes qu'une
tasse de décoction de petite centaurée prise le
matin à jeun pendant quatre jours.

Ce fut au commencement de Vendémiaire de
cette année, que la dame qui fait le sujet de
cette observation tomba malade. Si je l'eusse
traitée un mois plus tard, je n'aurais pas été
trompé, comme je le fus, par le cinquième accès,
ayant eu occasion de voir plusieurs cas, après
celui-ci, dans lesquels les accès après le quatrième,
et les fièvres continues après le septième ou huitième jour, prenaient un caractère non équivoque
de malignité.

X.e OBSERVATION.

De l'effet de la résine de quinquina, dans un cas de fièvre intermittente tierce insidieuse, portant fortement sur le bas-ventre.

Pendant les chaleurs de l'été, un homme âgé de 20 ans, d'une bonne constitution, occupé aux travaux de la campagne, fut pris tout à coup de lassitude avec pesanteur de tête. Peu d'instans après, il éprouva des douleurs au ventre qui devinrent insupportables, avec météorisme de cette cavité, l'affection de la tête n'augmentant pas. Cet état dura dix heures, et se dissipa aussi vîte qu'il était arrivé brusquement. Le sujet se trouva si bien, le lendemain, qu'il se livra à quelques travaux, mais moins fatigans que ceux qu'il avait accoutumé de faire. Après cette journée, il passa une nuit un peu inquiète, et au moment où il allait cependant se lever pour retourner à ses occupations, il fut retenu au lit par le retour des douleurs qu'il avait ressenti l'avant-veille. Je fus appelé : le malade éprouvait des douleurs violentes, la tête était assez libre, mais la figure était décomposée, le pouls extrêmement faible, la peau plus froide que chaude,

et

et les forces presque anéanties. D'après ces symptômes et l'historique que j'ai rapporté, je crus reconnaître une fièvre insidieuse : je ne me permis d'indiquer aucun remède. Le quinquina ne pouvait pas être placé dans cet état, sans manquer aux règles de la saine pratique, et les antispasmodiques ou les stimulans auraient été insuffisans pour empêcher le malade de périr. J'attendis la fin de l'accès qui dura trois heures de plus que l'autre. A peine fut-il terminé, que l'on administra une mixture composée d'une dragme de résine et d'autant de sel d'absinthe, dans trois onces d'eau. Elle fut donnée à cuillerée à bouche, de trois heures en trois heures. La boisson fut de l'eau mêlée à un peu de vin. La nuit fut plus calme que la précédente, et l'accès ne fut marqué que par deux ou trois heures de douleurs sans météorisme, qui n'empêchèrent pas le malade de quitter le lit. Je fis continuer l'usage de la mixture à moitié dose, et le sujet fut parfaitement rétabli.

Cette observation fournirait la preuve, s'il en était besoin, que le praticien ne doit s'en laisser imposer ni par la nature des symptômes, ni par la délicatesse de l'organe affecté, et qu'une fois la cause connue, il doit chercher à la détruire par les moyens que l'expérience lui a démontré les plus utiles, quoiqu'ils semblent contr'indiqués par la nature des symptômes et de leur siége pris isolément.

XIe. OBSERVATION.

De l'effet de la résine de quinquina, dans un cas de migraine violente périodique.

Une dame, âgée de 40 ans, d'une constitution délicate, d'un tempérament bilieux, douée de beaucoup de sensibilité nerveuse, fut prise d'une migraine qui s'annonçait vers les cinq heures du matin et ne se terminait qu'à deux de l'après midi : elle affectait le côté droit de la tête et si violemment que l'œil du même côté se gonflait au point d'avoir une proéminence très-marquée sur le gauche. La fièvre accompagnait cet état de douleur. Ce ne fut qu'après quatre jours de souffrance que cette dame me fit demander. Les premières voies étant libres, je prescrivis quarante grains de résine et vingt grains de sel d'absinthe dans une once et demie d'eau qu'on prit en trois doses ; l'une à cinq heures du soir, l'autre à huit, et la dernière à trois heures du matin. L'accès eut lieu à l'heure accoutumée ;

douleur, gonflement de l'œil, et fièvre comme à l'ordinaire, mais tous ces symptômes se calmèrent plus vîte. La résine fut augmentée de vingt grains, le sel d'absinthe de dix. Le remède fut administré comme la veille. L'accès se retarda de deux heures, et se termina deux heures plutôt sans que l'altération de l'œil eût été sensible. Cette même dose répétée, la malade n'éprouva plus la moindre souffrance.

De l'emploi de la résine et du résino-extractif, dans des cas de fièvres rémittentes.

I.e OBSERVATION.

De l'effet de la résine de quinquina, dans un cas de fièvre catarrhale rémittente de mauvais génie.

Une dame, âgée de 76 ans, d'un tempérament bilieux, avait depuis plusieurs jours une affection catarrhale accompagnée de toux et d'expectoration. Les premières voies paraissant peu embarrassées, elle fut mise à l'usage de remèdes adoucissans et légèrement incisifs. Quelque imprudence dans le régime, ou le refus de prendre un purgatif indiqué par des signes plus manifestes de saburre, décidèrent une fièvre qui, dès les premiers jours, paraissait continente, mais qui, au cinquième, fut accompagnée d'un redoublement assez vif. Le besoin de purger devenant plus pressant, la malade prit, le sixième jour, un minoratif avec addition de quelques grains d'ipécacuanha, ce qui décida des évacuations assez abondantes par haut et bas, sans diminuer le redoublement du soir. Celui du sept offrit plus d'intensité. La malade avait pris quelques petites doses d'oxide d'antimoine sulfuré rouge qu'elle continua le huit. L'exacerbation ne le céda en rien à celle de la veille. Celle du neuf fut plus inquiétante. L'embarras de la poitrine n'augmenta pas sensiblement, mais les forces s'abbatirent dès l'invasion du redoublement, avec assoupissement et délire. La malade avait éprouvé une affection d'ame : le spasme avait pu s'en ensuivre. Je fis appliquer des sinapismes actifs à la plante des pieds. Les forces ne revenant pas avec la rémission, l'assoupissement et le délire se soutenant, je prescrivis une mixture composée de quarante grains de résine de quinquina, vingt grains de sel d'absinthe, et deux grains d'oxide d'antimoine sulfuré rouge dans deux onces d'eau, que l'on donna à cuillerée à bouche, de trois heures en trois heures. Toute la mixture employée avant le redoublement , son invasion offrit moins de sujet d'inquiétude , les forces étant un peu relevées ; elles se soutinrent de même toute la nuit. Je fis répéter la mixture le onze , et l'exacerbation de ce jour accompagnée de moins d'assoupissement et de délire , permit de se livrer à l'espoir du succès. Cet espoir s'accrut le douze , le pouls ayant pris de la consistance, et les autres signes fâcheux ayant perdu sensiblement de leur intensité. La mixture avait été continuée. Le redoublement répondit au mieux observé ce jour-là. Le treize , la malade ayant repris des forces et recouvré ses sens, la mixture fut diminuée de moitié. A peine observa t on de redoublement. L'usage du quinquina fut abandonné le quatorze , et la malade s'en tint à la boisson d'une décoction de chiendent nitrée , que j'avais prescrite le douze, les urines coulant peu. Les évacuations alvines avaient donné assez régulièrement , et l'expectoration provoquée par l'affection de la poitrine , que je jugeai symptomatique , s'était faite sans peine. Un purgatif minoratif fut administré le seize , et la maladie se termina le dix-sept.

IIe OBSERVATION.

De l'effet de la résine de quinquina, dans un cas de fièvre catarrhale bilieuse gastrique rémittente, de mauvais génie.

Une dame, âgée de 60 ans, d'un tempérament éminemment bilieux, était à peine convalescente d'une maladie grave dans laquelle on avait employé le quinquina et le camphre à de fortes doses. Elle fut prise d'une fièvre catarrhale bilieuse rémittente, décidément gastrique. Les redoublemens marchaient en double tierce, et débutaient constamment par un froid très-vif qui se soutenait plusieurs heures, et qui, de deux jours l'un, était accompagné de tremblement et de douleurs dans les membres. Les émétiques et les purgatifs furent employés dans le principe. Les redoublemens marchant avec plus d'intensité présentèrent, dès le neuvième jour, des symptômes allarmans. Il y eut prostration de forces, accablement et délire. Je prescrivis une dragme de résine et demi-dragme de sel d'absinthe, dans trois onces d'eau. Cette mixture employée en entier, à cuillerée à bouche, pendant la rémission, le redoublement qui suivit n'offrit ni froid, ni

tremblement. A l'affaissement du pouls succéda
une fièvre très-forte accompagnée de chaleur vive
et de sueur. Dans la journée du onze, j'administrai quarante grains seulement de résine, et
vingt grains de sel d'absinthe : l'exacerbation fut
beaucoup plus douce, quoique d'après l'ordre établi
depuis le début de la maladie, elle dût être plus
forte ce jour-là. La journée du douze fut calme.
La mixture ne fut donnée qu'à moitié dose de
la veille, à peine le redoublement se fit observer.
La malade purgée le treize, entra en convalescence le seize. Pendant l'administration de la résine,
les urines avaient coulé en abondance, et il y
avait eu quelques selles.

IIIe OBSERVATION.

De l'effet du résino-extractif, dans un cas de fièvre
bilioso-catarrhale gastrique rémittente tierce de
mauvais génie.

Appelé auprès d'une dame âgée de 36 ans,
d'un tempérament bilioso-pituiteux, d'une sensibilité nerveuse excessive, je la trouvai à la chûte
du quatrième redoublement d'une fièvre bilioso-
catarrhale gastrique rémittente tierce. Cette maladie avait succédé à des accès de fièvre bien

traités, mais mal guéris, la malade commettant chaque jour des imprudences. Elle était dans un tel accablement qu'on avait tout à craindre pour elle, si l'on n'était pas assez heureux que de prévenir ou de diminuer le redoublement du lendemain. La faiblesse qui avait lieu devait s'être annoncée depuis plusieurs jours, attendu que l'officier de santé, qui donnait ses soins à la malade ayant cru nécessaire de la purger deux fois, avait associé le quinquina à forte dose aux purgatifs. A ne se décider que sur l'état de la langue, l'indication à un troisième purgatif existait encore, mais son effet aurait été mortel, vu la perte presque totale des forces. De crainte de les diminuer par des évacuations, je prescrivis au lieu de résine une dragme de résino-extractif, et autant de sel d'absinthe dans trois onces d'eau. Quel qu'eût été l'événement, je n'aurais eu aucun reproche à me faire, la malade se refusant à prendre un remède sous un gros volume, et les bons effets que j'avais vu produire à la préparation nouvelle que je proposais, me fournissant une garantie suffisante. La mixture prise en six doses pendant la rémission, le redoublement fut remplacé par un peu d'inquiétude et de chaleur qui furent les derniers symptômes de la maladie, quarante grains de résino-extractif, et autant de sel d'absinthe ayant été donnés dans deux onces d'eau, le dixième jour.

IV.e OBSERVATION.

De l'effet de la résine de quinquina, dans un cas de fièvre catarrhale gastrique rémittente de mauvais génie.

Appelé en consultation pour une dame affaiblie depuis long-temps par un état valétudinaire, à laquelle M. *Tandon* donnait des soins, je la trouvai au neuvième jour d'une fièvre catarrhale gastrique rémittente, dont le traitement avait été négligé, mon respectable ami n'ayant été demandé que la veille du jour où l'on me réunit à lui. Il y avait douleur à la poitrine, toux, gêne de la respiration, abbattement considérable du pouls, délire marqué et soutenu. Les signes de saburre étaient si manifestes, que nous ne crûmes pas pouvoir nous dispenser d'administrer un émétique. Nous donnâmes la préférence à l'ipécacuanha. Il agit bien par haut et par bas, mais ne procura aucune diminution des symptômes. Le redoublement de la nuit fut inquiétant, et nous trouvâmes, le lendemain matin, les forces plus abbatues. L'indication à l'emploi du quinquina était pressante, mais la malade n'aurait jamais consenti à le prendre en substance, et surtout à la dose que son état exigeait. Je proposai la résine. Quoique M. *Tandon* ne l'eût jamais employée, il acquiesça à ma proposition. Nous en prescrivîmes quarante grains avec vingt grains de sel d'absinthe dans deux onces d'eau. L'on donna cette mixture à cuillerée à bouche, de trois heures en trois heures, et elle fut finie avant le redoublement qui fut accompagné des symptômes énoncés, mais avec moins d'abattement. La résine fut répétée le lendemain à la même dose que la veille. L'exacerbation fut un peu plus douce par la diminution de tous les symptômes et par l'augmentation des forces. La mixture fut encore administrée une troisième fois, et nous n'eumes plus besoin d'y recourir, l'état de cette dame s'étant sensiblement amélioré. La maladie se termina heureusement par quelques purgatifs.

V.e OBSERVATION.

De l'effet de la résine et du résino-extractif de quinquina, dans un cas de fièvre catarrhale bilieuse rémittente de mauvais génie.

Une demoiselle, âgée de 16 ans, d'une bonne constitution, d'un tempérament bilieux, était, depuis quinze jours, dans la convalescence d'une fièvre bilieuse rémittente qui n'avait été accompagnée d'aucun symptôme dangereux, lorsqu'elle s'exposa à une course un peu longue, par un temps froid. Le jour même elle éprouva des frissons, un peu de chaleur et des maux de tête violens. La langue annonçant un état saburral, un émétique fut administré et procura les évacuations les plus abondantes de nature bilieuse, par haut et par bas. C'était le lendemain de l'invasion de la maladie. Le soir, il y eut un peu de réfrigération, une chaleur peu forte, mais un délire décidé et constant, avec un pouls écrasé. A la chûte du redoublement, le délire se soutint, et les forces ne se relevèrent pas. Je fis donner, de deux heures en deux heures, dix grains de résine et trois grains de sel d'absinthe, dans une demi-once d'eau. Six doses pareilles furent employées avant le retour du redoublement. Il marcha comme celui de la veille, mais avec un peu moins de faiblesse dans le pouls. L'usage du même remède fut repris au retour de la rémission accompagnée toujours de délire. Après la troisième prise, il y eut quelques selles. Craignant pour les forces qui paraissaient diminuer, je fis ajouter dix grains de thériaque à chaque dose de résine et le ventre se resserra.

La malade en prit trois fois. Le redoublement eut lieu, mais avec une diminution dans les symptômes fâcheux qui l'avaient accompagné jusqu'alors. Ayant observé, comme je l'ai dit, que le résino-extractif lâchait moins le ventre que la résine, je le substituai à cette dernière. Les selles furent cependant plus abondantes que la veille, mais le pouls se relevant malgré les évacuations, je ne changeai rien à l'ordonnance. Une dragme de résino-extractif fut donnée pendant la rémission. Le redoublement ne fut pas accompagné d'autant de faiblesse, il y eut moins de délire. La même prescription exécutée le lendemain, les selles ne donnèrent plus, le pouls fut bon le soir, et l'exacerbation se fit sentir sans délire. Ces préparations de quinquina furent suspendues, et la maladie se termina en peu de jours, sans qu'il reparût le moindre accident.

VI.e OBSERVATION.

De l'effet de la résine de quinquina, dans un cas de fièvre bilioso-pituiteuse rémittente de mauvais génie.

Une dame, âgée de plus de soixante ans, d'un tempérament bilioso-pituiteux, d'un gros embon-

point, avait essuyé depuis quatre jours des redoublemens qui marchaient en double tierce ; ils
étaient accompagnés de beaucoup d'accablement.
Des personnes, sans être de l'art, lui avaient
fait prendre à plusieurs reprises de petites doses
d'ipécacuanha qui, répétées, avaient procuré des
évacuations abondantes. Appelé auprès de la
malade, je la trouvai dans un délire sourd qui
ne lui permit pas de répondre à mes questions :
à peine put-elle me montrer la langue recouverte
d'un sédiment blanchâtre très-épais. Le pouls était
écrasé. Les déjections, d'après le rapport qui me
fut fait, avaient été plus bilieuses que pituiteuses :
circonstance qui, jointe aux chaleurs excessives
que nous éprouvions, m'empêcha de conseiller
les vésicatoires. J'ordonnai une dragme de résine
avec demi-dragme de sel d'absinthe, dans trois
onces d'eau. Ce remède fut donné à cuillerée à
bouche d'heure en heure. L'on en commença
l'usage à sept heures du soir, et le redoublement,
qui, dans l'ordre établi, devait venir à minuit,
n'eut pas lieu. Il fut remplacé par des inquiétudes,
mais avec moins d'accablement. L'usage de la
résine qui avait été suspendu fut repris après que
cet état d'inquiétude eut cessé ; on la donna dans
les mêmes proportions, et de deux heures en deux
heures. Dans le courant de la journée, le délire

diminua, les forces se relevèrent un peu et la parole fut plus libre. Le redoublement annoncé par un léger frisson, ne fut pas à beaucoup près aussi fort que les précédens. Il se termina par un flux d'urines considérable, et par une légère sueur. La résine fut encore administrée le septième jour de la maladie. Il n'y eut point de délire, les forces augmentèrent et le redoublement fut moindre que celui de la veille. Le huitième our, je substituai à la résine de quinquina la jdécoction faite avec l'ipécacuanha, l'écorce d'orange amère, à laquelle on ajouta la liqueur d'*Hoffmann*. Le soir, et de très-bonne heure, la malade se plaignit d'un froid glacial aux jambes et aux pieds, symptôme qui avait existé les jours d'auparavant, mais que j'avais ignoré, la malade n'ayant pas la tête assez libre pour rendre compte des sensations qu'elle éprouvait. Je fis frictionner de suite quinze grains de camphre uni à la salive, sur la partie interne des jambes : les frictions furent répétées deux heures après, et la chaleur se rétablit à ces extrémités. Il y eut une dimition sensible dans le redoublement, les urines coulèrent en plus grande quantité, et la sueur fut un peu plus abondante. L'usage de la décoction d'ipécacuanha soutenu, on obtint quelques selles ; les frictions avec le camphre employées encore deux fois , le froid des extrémités ne se fit plus sentir , il n'y eut pas de redoublement , et la maladie se termina par l'usage de la dé-coction , et l'administration de deux purgatifs.

VII.e OBSERVATION.

De l'effet de la résine de quinquina , dans un cas de péripneumonie catarrhale gastrique de mauvais génie.

Une dame , âgée de quarante ans , d'une cons-titution faible , ayant la poitrine extrêmement dé-licate , éprouva , au huitième , et surtout au neuvième jour d'une péripneumonie catarrhale gas-trique , un redoublement très-inquiétant , en ce que l'un et l'autre , mais notamment le dernier , portèrent sensiblement sur les forces. Le matin du dixième jour , je trouvai la malade avec un pouls débile , ayant beaucoup plus de gêne dans la respiration , de la peine à cracher , et dans un assoupisssement profond. Je prescrivis de suite demi-dragme de résine , et vingt grains de sel d'absinthe , dans deux onces d'eau , avec addition d'une once de sirop des capillaires. Cette mixture fut prise à cuillerée à bouche , de deux heures en deux heures. Le soir , les forces furent relevées ,

l'assoupissement eut diminué, et la malade respirant avec plus de liberté, eut l'expectoration
plus facile. Le redoublement fut moins inquiétant.
La mixture fut répétée le lendemain, quoiqu'il
y eût un amendement sensible, et l'exacerbation
du onze au douze marcha avec la plus grande
douceur. Dès lors l'état de la malade ne présenta plus
aucun danger, et la convalescence fut bientôt
établie.

VIII.e OBSERVATION.

*De l'effet de la résine de quinquina, dans un
cas de péripneumonie catarrhale gastrique.*

Une dame, âgée de 48 ans, d'une bonne constitution, d'un tempérament pituitoso-bilieux, au
treizième jour d'une péripneumonie catarrhale
gastrique, dans le traitement de laquelle il avait
fallu recourir à l'application des sinapismes et des
vésicatoires, eut une augmentation de fièvre
avec redoublement, qui, portant sensiblement sur
la poitrine déjà très-fatiguée, décida une toux
violente, et une plus grande gêne dans la respiration. Le redoublement du quatorzième jour
offrit plus d'intensité. Je fis prendre dans la journée
du quinze la mixture ci-dessus, et à la même
dose

Le redoublement qui suivit fut beaucoup plus faible. La mixture répétée, la nuit du seize au dix-sept fut exempte de redoublement, et le dix-sept je trouvai la malade sans fièvre, ayant la respiration libre, et très-peu de toux.

Je pourrais rapporter un plus grand nombre d'observations à moi, en faveur de l'efficacité de la résine et du résino-extractif de quinquina, mais je préfère les remplacer par celles dont m'a fait part mon confrère M. *Baissade*, très-bon praticien de Montpellier : à mon exemple, il a donné, dans les fièvres intermittentes, la résine de quinquina combinée avec le carbonate de potasse, et il en a obtenu des effets aussi prompts et aussi sûrs que du quinquina en substance, chez beaucoup de malades de tout âge ; Il a même vu un cas où celui-ci n'avait pas réussi, et dans lequel la résine a eu tout le succès qu'il pouvait désirer. Pour ne pas trop grossir mon travail des observations d'autrui, qui ne peuvent cependant qu'augmenter le prix des miennes, je n'en citerai que deux, telles qu'elles m'ont été communiquées.

I.e O B S E R V A T I O N.

La femme de *Daussargues* , *de Courpouiran* , âgée de 45 ans, fut attaquée dans l'été de l'an. 11 , d'une fièvre rémittente maligne , qui ne se termina que vers le trente-cinquième jour , par solution imparfaite. Cette maladie qui avait dé- buté par quatre ou cinq accès de fièvre , et dont il serait trop long de donner l'histoire dé- taillée , avait son siége dans les viscères du bas- ventre , mais l'estomac et les intestins furent le plus violemment affectés. Un météorisme perma- nent , joint à une sensibilité bien marquée dans le canal alimentaire , des douleurs cardialgiques continuelles , un cours de ventre séreux et fétide annonçaient une irritation profonde et une affec- tion grave des principaux viscères. A tous ces symptômes s'en joignirent d'autres non moins dangereux dans l'état de la maladie , tels que les déjections involontaires , les soubresauts des tendons , l'impossibilité de tenir les yeux ouverts , le délire , la perte de la mémoire et un grand engourdissement de tous les sens provenant de l'affaissement du cerveau , qui avait succédé à des douleurs de tête les plus aiguës. A peine avais-je l'espérance de sauver la malade (c'était le 40.e jour), qu'une enflure œdémateuse des mains et des pieds qui survint tout à coup, l'augmentation du météorisme accompagné de douleurs de colique autour du nombril, et la sortie involontaire de vents par la bouche, pour peu que l'on comprimât l'abdomen avec la main, menacèrent d'une issue funeste, c'est à dire, d'une tympanite, ordinairement mortelle dans ces circonstances. Elle aurait annoncé la perte totale du ressort des fibres des tuniques intestinales. Cet accident céda aux secours appropriés. La malade prenait avec goût les alimens qui passaient très-bien. Les forces se rétablissaient sensiblement, lorsque sans cause manifeste, elle fut atteinte d'accès de fièvre double tierce. Je conseillai de ne pas se presser de les arrêter et de les abandonner pendant quelque temps à la nature, comme un moyen capable d'achever de fondre et de détruire le reste de la matière morbifique fixée dans les viscères. Quelques jours après, les paroxismes étant devenus plns violens, il fallut travailler à les fixer. Ne pouvant pas sans danger employer le quinquina en substance ou en décoction, après l'avoir déjà tenté quelquefois inutilement durant le cours de la maladie, j'eus recours à la résine, à la dose de dix grains par prise, associée avec de légers cordiaux et les antispasmodiques : elle réussit parfaitement. La malade passa sept à huit jours très-bien ; mais ayant mangé un peu trop, surtout de poisson, les accès revinrent, plus forts même qu'ils n'avaient été auparavant. Après deux minoratifs que l'état des premières voies exigeait, je crus devoir donner le quinquina en opiat, avec un peu de serpentaire de virginie, et le sirop d'écorce d'orange. Six gros de cette écorce administrés dans l'intervalle d'un accès à l'autre, au lieu de produire un bon effet, occasionèrent des anxiétés avec sentiment de pesanteur à la région de l'estomac, des nausées fatigantes, et même le vomissement. J'eus de nouveau recours à la résine, qui fixa promptement les accès, et sans retour.

II.e OBSERVATION.

Une femme d'environ 47 ans, bien constituée, fut atteinte d'accès de fièvre vers le milieu de l'été. On se hâta de lui donner le quinquina, avant d'avoir détruit les embarras du système hépatique, et enlevé tout à la fois le foyer bilieux qui en étaient la cause. Les accès furent arrêtés, mais la malade ne s'en trouva pas mieux. Un sentiment continuel de mal-aise, un dégoût insurmontable, la bouche sèche et mauvaise, des urines rares et rouges annonçaient assez une guérison imparfaite, et une rechûte prochaine. En effet, quelque temps après, les accès reparurent, tantôt en tierce, tantôt en double tierce, et toujours accompagnés de *cholera*, et de douleurs très-vives au creux de l'estomac et dans l'abdomen. La malade était dans un état d'épuisement allarmant. A cette époque, je fus appelé. Je ne mis en usage, pendant cinq à six jours, que des boissons adoucissantes, de bons bouillons, et quelques cuillerées de vin pour soutenir les forces. Je fis passer ensuite un minoratif que l'état des premières voies exigeait, et je mis la malade à l'usage de la résine de quinquina, qui fit bientôt disparaître les accès. Le retour de l'appétit, les digestions aisées, un sommeil tranquille, et la réparation des forces furent les signes assurés d'une guérison parfaite.

En faisant attention aux petites doses de résine et de résino-extractif qui ont procuré les succès dont je viens de rendre compte, on ne peut pas se défendre de l'idée que ces préparations ont plus d'efficacité que le quinquina en substance, ou que, dans bien des cas, l'on donne celui-ci en trop grande quantité. Je crois l'une et l'autre de ces propositions. Il est aisé de prouver la première, en admettant, ce qui est reconnu de tous les médecins, que c'est dans la résine et le résino-extractif du quinquina que réside son action médicamenteuse, et que la substance corticale privée de ces principes, est sans effet. Je dé-montrerais la vérité de la seconde, en rappro-chant les observations de M. *Baissade*, et les miennes dans l'emploi du quinquina en substance, de celles de plusieurs autres praticiens. Il a guéri des fièvres insidieuses, des fièvres malignes, en ne donnant qu'une once, une once et demie au plus de quinquina, dans l'intervalle d'un accès ou d'un redoublement à l'autre (ce qu'il a fait je l'ai fait aussi), tandis que beaucoup de nos con-frères en employent quatre et six onces. Il fait, au bas des deux observations que j'ai citées de lui, la réflexion que j'ai faite plus d'une fois, que dans Montpellier il y a moins de fièvres in-sidieuses et malignes que n'en voient quelques médecins ; il est possible que nous soyons plus heureux qu'eux, et que nous ne voyons que des cas plus simples, quoique nous ayons une pratique aussi étendue.

Ce n'est pas seulement dans les cas que j'ai rapportés, que j'ai éprouvé l'efficacité de la ré-sine et du résino-extractif. L'une et l'autre ont le plus grand succès, donnés comme stomachiques, comme altérans, avec ou sans carbonate de potasse. Je les emploie seuls ou combinés, en me réglant sur le plus ou le moins de liberté du ventre. L'usage peut en être continué long-temps, même à forte dose (1), sans qu'il en résulte aucun des inconvéniens que l'on craint de l'administration soutenue du quinquina en substance. La résine m'a parfaitement réussi dans la coqueluche, en la combinant toujours avec le sel d'absinthe, et en y ajoutant, quelquefois, l'oxide d'antimoine sulfuré rouge, d'autres fois, la scille en poudre.

Observations pratiques sur la vertu antiémétique de la racine de Colombo.

Il n'y a dit-on que le premier pas qui coûte,

---

(1) J'ai donné pendant un an de suite, au même malade, la résine et le résino-extractif, depuis la dose de six grains jusqu'à celle d'une dragme par jour, dernière dose qui a été continuée plus de quatre mois, avec le plus grand succès. L'asthénie de tout le système en général en exigeait l'emploi. En faisant dominer la résine sur le résino-extractif, ou celui-ci sur l'autre, le ventre s'était parfaitement réglé ; il y avait une déjection chaque jour, tandis que le malade, dans son meilleur état de santé, n'allait à la garde-robe que chaque huitième ou neuvième jour.

j'en fournis la preuve. M'étant déjà écarté de l'ordre que semblait m'imposer le titre de mon ouvrage, je vais présenter les observations que j'ai annoncées sur l'usage de la racine de colombo, administrée intérieurement.

D'après ce que dit de cette substance le docteur *White*, dans son avis aux femmes enceintes, et sans m'informer si d'autres que lui l'avaient employée, je l'ai donnée dans bien des circonstances et avec succès : il serait trop long de les rapporter toutes, je me bornerai à citer les cas où le colombo m'a réussi comme antiémétique ; ils pourront offrir de l'intérêt, même à ceux qui savent que M. *Jonhtson*, chirurgien anglais, l'employa heureusement dans le *cholera morbus*, en le prescrivant depuis une dragme jusqu'à deux, de trois heures en trois heures ; que MM. *Percival* et *Haigarth*, médecins de *Chester*, en ont retiré des avantages, et que mon ami *Bertrand de Lagrésie* a guéri, par ce moyen, un vomissement chronique qui durait depuis un an, et qui avait résisté à toute sorte de remèdes. J'ignorais, quand j'ai employé la racine de colombo, les succès qu'en avaient obtenu les gens de l'art que je viens de nommer, et ce n'est qu'au moment de rendre compte de ceux que j'en ai retiré moi-même, que j'ai fait des recherches, et que j'ai vu que je n'étais pas le premier entre les mains de qui ce remède eût produit des effets soutenus dans des cas de vomissemens. Ce que les autres en ont dit, ne doit pas m'empêcher de faire part de mes observations, les faits pratiques ne pouvant être trop multipliés quand ils portent surtout sur un remède qui n'est pas d'un usage général, et qu'on ne trouve pas même dans les pharmacies de villes très-peuplées, ce dont je me suis assuré lorsque j'en ai eu besoin hors de Montpellier, ce qui m'a fait penser que les médecins de ces communes n'en connaissaient pas la propriété.

Un homme, âgé de 26 ans, d'un tempérament éminemment bilieux, courait les plus grands dangers de perdre la vie, par l'étranglement d'une hernie inguinale. Un vomissement violent depuis plusieurs jours, et porté au point de provoquer la sortie des matières fécales par la bouche, empêchait le malade de rien garder de ce qu'il avalait. On avait tenté inutilement le *taxis*, et toutes les applications qui pouvaient favoriser la réduction. On se voyait forcé de recourir à l'instrument. Le malade voulut avoir mon avis avant de se faire opérer. Quoique je sentisse combien il était important de ne pas trop retarder l'opération pour ne pas la rendre infructueuse, je crus pouvoir essayer l'effet d'un purgatif drastique. Je prescrivis quarante grains de jalap : le remède fut aussitôt rejeté que pris. Ayant plusieurs observations en faveur de la vertu antiémétique du colombo dans le *cholera morbus*, j'associai quarante grains de cette racine en poudre à la même dose de jalap. Le vomissement n'eut pas lieu; la réduction se fit d'elle même : les évacuations par les selles furent faciles et abondantes, le malade fut guéri.

Très-souvent dans le *cholera morbus*, j'ai donné la racine de colombo, et jamais sans succès. Ne connaissant pas les effets que M. *Jonhtson* en avait retiré dans cette maladie, et les doses auxquelles il avait prescrit le remède, je ne l'ai portée qu'à celle de dix grains donnés d'heure en heure, ou de deux heures en deux heures. La première prise a quelquefois été rejetée, mais rarement les symptômes que je cherchais à détruire se sont ils soutenus après la troisième. Le même effet obtenu par des doses différentes de celles qu'a employées M. *Jonhtson*, dépend-il de la différence du climat, de la différence des tempéramens ou de la combinaison du colombo avec les yeux d'écrevisses ? j'aurais pu me mettre dans le cas de résoudre le problème, jusqu'à un certain point, mais je n'y ai point vu d'utilité : l'essai me présentait au contraire quelque inconvénient pour le malade sur lequel je l'aurais fait, celui de le laisser souffrir peut-être plus long-temps, et celui, peut-être, de rendre la maladie plus fâcheuse, en ne calmant par les symptômes aussitôt que je l'aurais pu.

Excepté dans le cas de hernie, que je viens de citer, je n'ai jamais administré le colombo seul, si ce n'est quand je l'ai associé au quinquina (1). Je l'ai toujours combiné avec les yeux d'écrevisses, à parties égales, et je n'ai jamais donné, en une fois, plus de dix grains de l'une et de l'autre de ces substances. Le colombo ne me paraissant pas avoir la propriété de réprimer le nerveux, dans les cas surtout où celui-ci n'est pas excité par l'action de la bile, et les yeux d'écrevisses étant très-recommandables dans les vomissemens, par spasme et par irritation, qui

____

(1) J'ai vu plusieurs fois la racine de colombo unie, à la dose de dix grains, à une et deux dragmes de quinquina, empêcher que cette écorce, dont les malades avaient un besoin indispensable, ne fut rejetée, tandis qu'ils n'avaient pas pu la garder sans cette addition.

doivent toujours exister du plus au moins, quelle que soit la cause qui fasse vomir, j'ai cru que leur combinaison avec la racine de colombo ne pouvait qu'être très-avantageuse, et je ne me suis pas trompé. Elle ne m'a pas réussi seulement dans le *cholera morbus*, pour arrêter le vomissement, mais je l'ai vue rappeller à la vie un homme qui, dans le cours de cette maladie, présentait les symptômes les plus mortels. Le sujet, après avoir essuyé des vomissemens et des déjections abondantes, tomba dans un abbattement si profond, que l'officier de santé qui lui donnait des soins (c'était à la campagne), s'opposait à ce qu'on appelât des secours étrangers, d'après la persuasion où il était qu'ils seraient inutiles. Je trouvai le malade sans pouls, avec le refroidissement des extrémités, des sueurs froides, des défaillances, et la figure cadavéreuse. Sans compter beaucoup sur l'action du colombo et des yeux d'écrevisses dont je m'étais muni, je les prescrivis à la dose de dix grains, répétée d'heure en heure. Après la troisième prise, les symptômes allarmans que je viens de détailler, diminuèrent : ils se dissipèrent sans qu'on eût de nouveau recours au colombo, et les moyens généraux ramenèrent le malade à la santé.

J'ajouterai aux faits qui parlent en faveur de la vertu antiémétique de la racine de colombo, les deux observations suivantes.

Une demoiselle, âgée de 11 ans, d'un constitution délicate, venait d'essuyer une fièvre bilieuse gastrique. Ayant été nourrie, dans les premiers jours de sa convalescence, avec du bouillon de viande trop fort, elle eut une rechûte qui s'annonça par une fièvre ardente, un vomissement de matières bilieuses, et de tous les alimens qu'elle prenait : on avait augmenté la violence de ce vomissement par l'administration d'un peu d'eau émétisée que l'état saburral avait paru indiquer. Nulle sensation douloureuse ne se faisait éprouver, ni à l'estomac ni au bas-ventre : la malade ne souffrait que de la tête, mais violemment ; elle n'avait point d'altération, quoique la chaleur générale fût très-forte. Appelé, je prescrivis un bain de jambes, dans une décoction de plantes émollientes, qui diminua beaucoup les douleurs (1), sans opérer de change-

---

(1) Il me paraît de la plus grande importance dans la pratique, de faire un choix sage des révulsifs, et de n'employer jamais ceux qui ont une action stimulante, lorsque la fluxion que l'on veut empêcher ou détruire est produite

ment sur le vomissement. J'ordonnai alors cinq grains de racine de colombo, en poudre, avec autant d'yeux d'écrevisses, dose qui devait être répétée toutes les deux heures. Les deux pre-

---

par une cause irritante qui agit sur tout le système, ou qui se trouve étroitement liée avec elle ; surtout lorsque cette cause, où que soit son siége, frappe plus fortement l'organe cutané.

[Je me conduis, dans tous les cas, d'après cette distinction essentielle que j'ai fait pressentir dans la note où je parle du catarrhe suffocant, lorsque je propose les révulsifs irritans. Je n'aurais recours à ceux-ci dans le catarrhe nerveux, qu'autant que la peau se trouverait dans un état asthénique ; si elle était dans un état contraire, je donnerais la préférence aux relàchans. Je suivrais la même règle dans le catarrhe gastrique, même dans le pituiteux, s'il ne marchait pas toujours avec l'asthénie de tout le système, et particulièrement du système nerveux.

Ayant occasion de parler encore de cette dernière espèce de catarrhe qui, soit qu'on l'appelle ou non, apoplexie du poumon, a la plus grande ressemblance avec l'apoplexie séreuse, je crois pouvoir avancer ma manière de voir dans le traitement de cette affection cérébrale. Les émétiques sont les premiers remèdes administrés dans le début de cette maladie. D'après les succès répétés que m'ont procuré dans le catarrhe suffocant pituiteux les révulsifs stimulans, et d'après quelques autres observations particulières, je pense que dans l'apoplexie séreuse, l'emploi des émétiques devrait être précédé de celui de révulsifs très-irritans, pour détourner la fluxion qui se forme dans la tête, et pour diminuer la force des mouvemens que le vomissement décide vers le cerveau,

mières prises ayant procuré du calme, on crut pouvoir se dispenser de continuer le remède ;

---

en supposant qu'on use d'émétiques qui ne me paraissent vraiment utiles dans le principe de la maladie, et sans secours préalables, qu'autant qu'elle est le produit d'une indigestion actuelle. Parmi ces révulsifs, il n'en est point que je préférasse à la moutarde. Elle agit très-promptement, et je ne l'ai jamais vue manquer son effet, dans le cas où il était raisonnablement permis d'obtenir une révulsion. Il m'a paru même que lorsqu'elle avait changé la direction des forces, elle la maintenait pendant un temps assez long sur les parties où elle les avait appelées.

Une femme éprouvait, depuis plusieurs jours, une orthopnée qui la mettait dans l'impossibilité de se coucher, et qui faisait craindre un *hydrotorax* : L'élément rhumatique en était la cause matérielle. Quelques heures après un bain de jambes chargé d'une livre et demie de moutarde, la malade put se mettre au lit, et y rester sans beaucoup de gêne. Quoique la respiration fût beaucoup plus libre, je crus indispensable d'opérer une dérivation pour déplacer l'humeur qui fatiguait le poumon, qu'elle eût été la cause de l'orthopnée, ou qu'elle en fût une suite. Je fis appliquer un vésicatoire actif entre les épaules ; huit heures après son application, nulle irritation à la peau ne se manifesta. Je cherchai à activer l'emplâtre, en le recouvrant de mouches cantharides, et à plusieurs reprises, tout fut inutile. Ce ne fut que quarante-huit heures après l'emploi de ce moyen, que la place qu'avait occupée le vésicatoire qui avait été enlevé depuis plus de douze heures, présenta des signes d'irritation, et que la peau se garnit de cloches, à mesure que celle des extrémités inférieures décidée par le bain sinapisé se dissipa.

le vomissement reparut avec la même force. J'insistai sur l'emploi du moyen abandonné , il fut administré avec exactitude , et continué pendant trente-six heures. Le vomissement n'eut plus lieu , la fièvre diminua , la malade ne souffrit plus de la tête. Quelques lavemens et deux minoratifs établirent la convalescence.

Appelé auprès d'un homme âgé de 24 ans, d'un tempérament bilieux , je le trouvai éprouvant un vomissement de sang qui avait succédé à un vomissement de matières bilieuses. Un froid très-vif avait précédé cet état, accompagné d'une douleur violente à la région épigastrique. Ne m'arrêtant qu'à la cause , et considérant la sortie du sang comme symptôme , je prescrivis de suite dix grains de racine de colombo avec autant d'yeux d'écrevisses , et je recommandai de répéter cette dose de deux heures en deux heures. La première prise fit cesser le vomissement, ce qui n'empêcha pas de donner les deux autres. Il s'établit une chaleur assez vive avec fièvre , qui se termina par la sueur. Le lendemain , le malade fut sans douleur et sans fièvre. Ce calme dura deux jours , pendant lesquels le sujet avait été mis à la diète et à la boisson d'une limonade un peu forte , mais le troisième fut troublé par

l'apparition

l'apparition des symptômes que j'ai décrit plus haut. J'eus de nouveau recours au colombo mêlé aux yeux d'écrevisses, et j'obtins les mêmes effets. La maladie prenant la marche d'une fièvre intermittente quarte, et me paraissant décidée évidemment par la surabondance ou la dégénération de la bile, j'insistai sur l'usage du colombo combiné avec le tartrite acidule de potasse, à la dose de dix grains chaque, donnés de trois heures en trois heures. La limonade servit de boisson, et la crême de riz fournit à la nourriture. Le malade prit, dans les deux jours libres, quatre-vingt grains de colombo. Le tartrite acidule de potasse que j'avais substitué aux yeux d'écrevisses, dans la vue de lâcher le ventre, procura quelques selles. Pour prévenir le vomissement, au cas que l'accès revint, je recommandai d'administrer deux prises de colombo combiné de nouveau avec les yeux d'écrevisses, quelques heures avant celle à laquelle l'accès devait s'annoncer, si la marche qu'il avait suivie jusqu'alors n'était pas dérangée. L'effet répondit à mes desirs. Le froid eut lieu, mais sans vomissement. L'accès fut même beaucoup plus court que les autres : dès qu'il fut terminé, je remis le malade à l'usage du colombo et du tartrite acidule de potasse, pendant deux jours encore : la fièvre ne reparut plus.

Je crois utile de rapporter que dans deux autres circonstances, je ne retirai pas le même avantage du colombo chez le même sujet. Il jouissait d'une bonne santé depuis un mois et demi, lorsqu'après des imprudences de plus d'un genre, et une course à cheval par un temps très-humide, il fut repris de la fièvre avec vomissement considérable de matières pituiteuses. Le colombo donné comme dans le cas précédent, n'eut aucun succès : la potion antiémétique de *Rivière* réussit complétement. Le tartrite de potasse antimonié administré le surlendemain de l'accès, et le quinquina employé après le second, qui avait quelque chose d'insidieux, prévinrent le retour du troisième.

Deux ans après, le même individu ayant une fièvre intermittente tierce qui n'était accompagnée d'aucun symptôme remarquable, prit sans le conseil d'aucune personne de l'art, deux purgatifs. L'accès qui suivit fut accompagné, pendant toute sa durée, de vomissemens de matière pituiteuse mêlée de sang, avec des douleurs violentes dans l'estomac, dans le bas-ventre, un gonflement considérable de la rate et des tiraillemens dans les jambes. Quoique le bilieux ne me parût pas provoquer les symptômes que j'avais à combattre, et que je ne comptasse pas beaucoup sur l'effet du colombo et des yeux d'écrevisses, d'après l'observation ci-dessus, je les prescrivis, l'essai ne me présentant aucun danger et pouvant m'éclairer. Deux prises données avant l'accès n'eurent pas le même succès que dans le premier cas ; l'accès vint accompagné de tous les symptômes énoncés, et le remède fut rejeté. Je fus forcé de recourir à la potion antispasmodique de *de Haen*, que je composai de quatre onces eau de menthe, une once de suc de limon, demi-dragme yeux d'écrevisses, trente gouttes anodines minérales *d'Hoffmann*, vingt-quatre gouttes laudanum liquide de *Sydenham* et une once sirop de menthe. Cette potion donnée à une cuillerée à bouche, d'heure en heure, réprima d'une manière sensible les accidens. J'en fis continuer l'usage, ayant la conviction que le nerveux était mis puissamment en jeu dans toutes les maladies du sujet, et ne pouvant pas dans la maladie actuelle en méconnaître l'influence. La potion fut régulièrement administrée, hors de l'accès, à la dose de demi-once, de deux heures en deux heures. Le malade qui, depuis quatre fois vingt-quatre heures, n'avait pu garder dans l'estomac ni aliment ni boisson, ne rejeta plus rien, et il fut délivré de sa fièvre, en prenant pendant quatre jours le même remède, dont l'administration n'était suspendue que par le sommeil.

Si j'aimais à faire des raisonnemens , ces trois observations m'en fourniraient bien la matière. Je pourrais beaucoup écrire pour expliquer pourquoi le même sujet , d'un tempérament éminemment bilieux , éprouva les mêmes symptômes par des causes différentes et sans que l'élément bilieux se soit manifesté dans toutes les circonstances , mais ces explications physiologiques ne me paraissent pas offrir assez d'utilité ; ce·qui en présente, en comparant l'action du colombo dans ces trois cas , c'est qu'il n'a eu la propriété antiémétique et curative que dans le premier. On peut être fondé à en conclure que cette substance ne jouit sûrement de la vertu d'arrêter le vomissement, que lorsqu'il est procuré par un élément essentiellement bilieux. Peut-être est-ce dans le même cas que les médecins que j'ai cités l'ont vue réussir, puisqu'ils disent qu'elle a de l'efficacité contre certains vomissemens , sans déterminer ceux contre lesquels elle est sans effet. On pourrait même croire qu'il faut , pour que le colombo opère comme antiémétique , que la bile agisse immédiatement sur l'estomac en imprimant des mouvemens vicieux à ce viscère , si ce qui se passe *in vitro* avait lieu dans le corps vivant. *MM. Percival et Bertrand de Lagrésie* se sont assurés qu'une infusion de colombo , mêlée à de la

bile putride, en corrigeait très-puissamment l'odeur
fétide. Il serait trop heureux pour le praticien de
pouvoir calculer l'action des substances médicamenteuses, d'après les phénomènes qu'elles présentent dans les différentes opérations chimiques
auxquelles on les soumet. Il est plus sûr et plus
sage qu'il règle sa conduite d'après les observations
faites sur le malade ; elles sont beaucoup moins
fautives, les explications sur la manière d'agir des
remèdes devant être regardées comme hypothéri-
ques dans la plupart des cas. Que m'importe que
le colombo corrige la bile contenue dans l'estomac,
ou détruise les symptômes décidés par une action
sympathique, s'il me fournit une ressource presque
sûre dans des vomissemens bilieux. Quoiqu'il ne
m'ait pas réussi dans les deux derniers cas que j'ai
rapportés où le pituiteux dominait, je n'ose pas
avancer qu'il ne convienne que lorsque la bile
provoque les accidens. Peut-être aurait-il eu des
effets avantageux, si je l'eusse combiné avec des
substances que je n'ai pas employées. Je suis
autorisé à douter, depuis que j'ai vu le colombo
administré à la dose de six grains, associé à un
grain d'ipécacuanha, répétés trois fois dans la
journée, arrêter des vomissemens chroniques
occasionés par une surabondance de matière
pituiteuse. Comme je n'ai observé cet effet que

chez un malade, et qu'une expérience seule ne suffit pas pour établir la vertu d'un remède (1), je ne prononcerai pas sur la propriété de celui-ci dans les vomissemens de cette dernière espèce.

----

(1) J'ai été témoin que des vomissemens bilieux, accompagnés de signes de saburre, pris de l'état de la langue, du dégoût qu'avait le sujet pour les alimens, furent arrêtés par l'administration d'un grain de tartrite de potasse antimonié, donné en une fois, sans qu'aucune excrétion sensible eût lieu. Devais-je en conclure que le tartre stibié est un puissant antiémétique ?

FIN.

TABLE.

Manière

**

Montpellier, le 15 Pluviôse, an XII.

Fin de la Table.

A MONTPELLIER,

DE L'IMPRIMERIE DE LA VEUVE DE JEAN MARTEL AÎNÉ, RUE ST.-FIRMIN, PLAN-DUCHÉ, N.o 94.

E R R A T A.

Page 9, ligne 13, remittentes, *lisez* rémittentes ; p. 14, lig. 18, IETTSOM, *lis.* LETTSOM ; p. 17, lig. 9, madies, *lis.* maladies ; p 21, lig. 12, nui, *lis.* nuit ; p 22, lig. 18, Lathan, *lis.* Latham ; p. 25, lig 21, donné, *lis.* donnée ; p. 26, lig 26, dérangemens, *lis.* dérangement ; p. 30, lig. 3, malaladie, *lis.* maladie ; p. 32, lig. 21 appellé, *lis.* appelé ; p 35, lig. 27, m'appella, *lis.* m'appela ; p. 57, lig. 23, appellait, *lis.* appelait ; p. 70, lig. 19, prejenterai, *lis.* présenterai ; p. *id.*, lig. 21, sa, *lis.* la ; p. 82, lig. 25, ui, *lis.* qui ; p. 83, lig. 17, mmes, *lis.* mêmes ; p. 84, lig. 23, te pituiteux, *lis.* le pituiteux ; p. 87, lig. 1, des douleurs, *lis.* de douleurs ; p. 102, dernière lig., entre, *lis.* autre ; p. 104, lig. 8, revel, *lis.* réveil ; p. 112, lig. 19, renouvellé, *lis.* renouvelé ; p. 116, lig. 17, es urines, *lis.* les urines ; p. 118, lig. 20, revell, *lis.* réveil ; p. 163, lig. 26, dévancé, *lis.* devancé ; p. 165, lig. 1, XII, *lis.* XI ; p. 190, lig. 6, probalités, *lis.* probabilités ; p. 220, lig. 4, quattre, *lis.* quatre, p. 224, lig. 2, avaient, *lis.* avait ; p. 236, lig. 2, l'accès, *lis* accès ; p. 244, lig. 12, de deux, *lis.* des deux ; p. 278, lignes 21 et 22, sensisibilité, *lis.* sensibilité ; p. 308, lig. 24, s'absinthe, *lis.* d'absinthe.

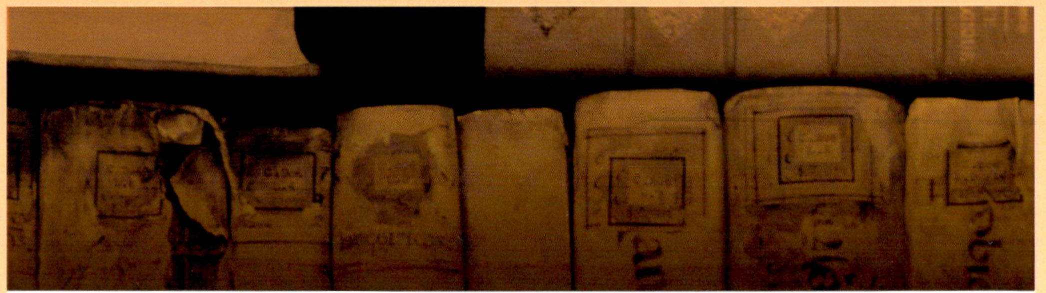

De la méthode iatroliptice, ou Observations pratiques
sur l'administration des remèdes à l'extérieur
dans le traitement des maladies internes , par J.-A.
Chrestien,...

http://gallica.bnf.fr/ark:/12148/bpt6k9738981c

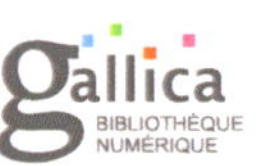